働く人と
「ともに創る」
作業療法

元廣　惇・藤井寛幸／著

Atsushi Motohiro
Hiroyuki Fujii

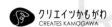

クリエイツかもがわ
CREATES KAMOGAWA

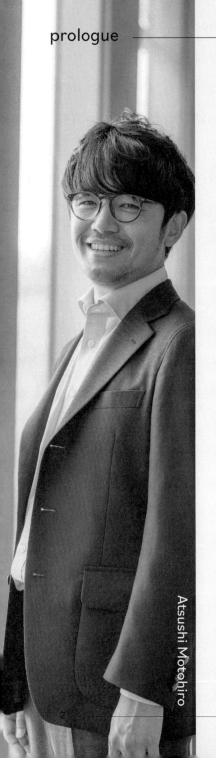

Atsushi Motohiro

この本を手にとってくださった「あなた」はどんな方でしょうか？

きっと、医療従事者や医療系学生、企業経営者、従業員、行政職員など様々なバックグラウンドの方が、この本に目を通してくださっていると思いをめぐらせています。

この本の著者である2人は「作業療法士」という医療・保健・福祉関連の国家資格の保有者であり、これまで医療機関、地域、教育機関など様々な場所で働いてきました。私たちの業界では病院や施設などで仕事をすることが働き方のスタンダートでした。

そのような中、急速に進む少子高齢化、診療報酬の変化、病院の統廃合などの社会・医療業界の流れから、これまでの作業療法士の働き方に変化が生じ始めています。専門性を再解釈し、新たな領域を開拓することで、社会実装に挑戦する動きが業界内で活発になっているのです。

しかしながら、一般業界では様々な理由から作業療法士がこれまでにない事業を始めても難しいケースが多く、実際に作業療法士による新たな社会的起業は、成功と呼べる段階

にまで至っているものがまだまだ少ないのが現状です。

2021年春、私たちは様々な紆余曲折を経て「自分たちがどう生きていきたいか」という本質的な問いに向かい合いました。どうしても解決したい社会課題に対峙して「これをやらずには人生を終われない！」という想いから、これまで誰も成功したことのない事業でのベンチャー創業を決意したのです。

そうして、私たちが創業したのが「株式会社Canvas」です。「ともに幸せな未来を描く」をビジョンに据えた「地域共創型ベンチャー」として、一般企業の「職業病」に着目して、作業療法の観点から健康経営の文化を共創するという、これまでにない働き方を見出してきました。

ただ、決して順風満帆に事業が進んだわけではなく、何度も危機を乗り越えて今、こうして会社を経営することができています。そしてそれは、通常のベンチャーの慣習や既成概念を無視して、「多くの方と事業を共創」する形をとったこと、そして「地方であることを強みと解釈」したことが要因だと考えています。

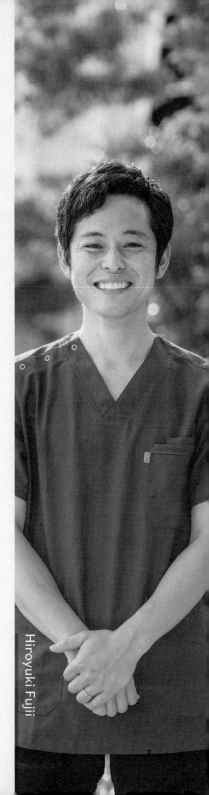

Hiroyuki Fujii

そうした会社の様々なプロセスやこれまでの私たちの経験から

・作業療法の本質的な価値観や意味をより社会に広げていきたい専門職
・これから作業療法の可能性を深めようとしている学生
・他分野で何かを始めようとしている人
・企業の健康経営を推進しようと思っている人
・地域のチャレンジャーを支援しようと思っている人

など、ジャンルを問わず**「何かに挑戦しようとしているすべての人」**に向けて、多くの方とともに力を合わせてこの本を書きました。

Part1では、私たちがこれまでどういったキャリアの流れを辿ったのか、どういったきっかけで起業を志し、絶体絶命のピンチをどのように乗り越えたのかについて、それぞれの時期に分けてエピソードや当時の写真とともに振り返りました。

Part2では、働く現場で「作業療法」という学問が、どのようにその価値を発揮できるのか、クライアントと取り組みを共創する意味について、現在までの私たちの考えや関係する様々な理論を体系的にまとめました。

Part3では「研究、開発、教育」などの領域と事業との接続、そして、それを積極的に行っていく意味や意義について、実際にかかわっていただいた各専門家や企業の関係者などとの対話を通じて深めていきました。

Part4では、これまで私たちとともに事業を「地域共創」した産官学のキーマンにスポットを当て、対話を通じて、そのプロセスや意味を問い直しました。

Part5では、実際の12業態の顧客企業での健康経営の具体的な取り組みや導入までに至ったプロセスについて詳しくお示しし、各社の経営者のみなさまからも、それぞれに健康経営を行う意義についてコメントをいただきました。

　Part6では、言わずと知れた作業療法業界の社会起業家であるYUIMAWARU株式会社の「仲間知穂」さんと、株式会社Canvasの元廣惇が対談形式で「これからの作業療法」について熱く語り合いました。

　これまでの私たちの歩みを様々な形で本書の流れの中でお示ししています。ぜひ、今「あなた」が向かい合っている現状と照らし合わせながら、本書を読み進めてください。

　私たちと様々な働く人がともに紡いだ**「共創の物語」**が「あなた」にとって、何らかの道標になれば、著者としてこんなに幸せなことはありません。

2023年10月

著者を代表して
株式会社Canvas代表取締役
元廣　惇

Part 5　企業の「職業病」に
どのように向かい合ったのか　192

装丁・扉・本文写真（一部）：佐々木哲平

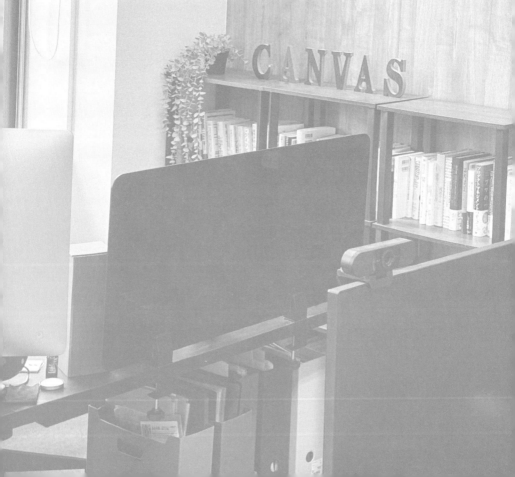

「職業病」という社会課題に挑戦する

Canvas創業者の元廣惇と藤井寛幸は

作業療法をどのように捉え、

この課題解決に向かっていったのか

会社にこめた思いとは、夢とは何だったのか

Canvas誕生物語。

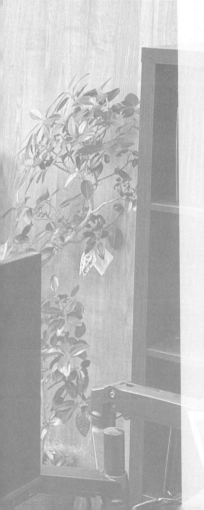

Part 1

地域共創型ベンチャー

小さなヘルスケア
ベンチャーの誕生

「今までに誰も成功したことがない新たな事業で会社を創業する」

　このように聞くとみなさんはどういった印象をもちますか？　きっと「私には縁のない話だ」「すごく関心があるけども実際にやるのは怖い」「自分もやってみたい」など人によって様々な考えがあることと思います。

　私たちが共同創業した、作業療法の観点を生かした一般企業向けの健康経営支援の会社は、まさに過去に収益モデルのない「ベンチャー」でした。起業した時は周りから「絶対に失敗するから、こんなリスクを負うのはやめておけ」「セラピストが収益モデルのない企業向けの事業をやるのは無理だ」と多くの否定的な意見で溢れていました。

　私たちはそうした外からの「絶対に無理だ」という意見でなく、私たちの中にある「こうありたい」という想いを信じて貫いてきました。その結果、徐々に周りの人たちや業界に賛同いただき、多くの方が私たちとの「共創者」となり、事業が地域社会に受け入れられていきました。

　なぜそのようなことが起こせたのでしょうか。そのプロセスには、今までの私たちの人生における「歩み」が大きく関係しています。本書を読み進めていただき、理解を深めていただくためにも、まずは、これまでの私たちの物語を振り返っていきたいと思います。

1
■ ないものは創ればいい

　ここから少し著者である私たちの足跡を振り返ってみようと思います。元廣惇と藤井寛幸は島根県松江市の同郷で育った、いわば「幼馴染」です。幼い頃から元廣は、とにかく目につくものは何でもやってみないと気が済まない好奇心旺盛な性格で、周りをよく巻き込んで様々な遊びを開発していました。また藤井は身体能力が高く、スポーツが得意な自信家で田舎の環境でのびのび育った素直な子どもでした。

　元廣は発達障害の従兄弟の療育センターに同伴していて、様々なリハビリテーションの場面を見学することが多く、作業療法の場面で「その人の人生に役割と意味を見出す」様子を見て感銘を受け、作業療法の底知れない可能性や魅力に惹かれました。また、藤井は祖父の病気をきっかけにショックを受け、「医療を通じて病気を治したい」という思いを強くもっていました。こうして2人が、それぞれ知らず知らずのうちに作業療法士の道を選び、歩んでいったのです。

　そうして2011年、元廣が3年目の作業療法士として働いていた病院で、偶然に藤井と約10年ぶりの再会を果たすことになるのです。私たちは同郷の幼馴染との再会を喜びつつも、作業療法士としての今後の生き方について語り合っていく中で、地方である島根県に職業人としての「学びや出会いの機会」が極端に少ないことに危機感を強く抱きました。

　就職先の同年代は、地方の環境を理由に大きな行動に出ることを諦めているように感じました。私たちはそんな姿を見てもどかしい想いに駆られて「**ないものは創ればいいんじゃないか？**」と考えました。若く実績もない作業療法士だった2人が、ただ胸に秘めた熱い思いだけでセラピストが学ぶ環境を創るこ

とを通じて、県内でより質の高いリハビリテーションが提供できる環境を構築しようと決意したのです。

　いざ始めようと思い立ちますが、近場に指導者となってくださる方が少なかったこともあり、とにかく何から始めていいかがわかりませんでした。そこで元廣は持ち前の行動力で、藤井や他の若手のセラピストとともに全国の勉強会や学会などを毎週のように回って、得た知識や経験、人脈を島根県に還元していくアクションを考えました。

　そのためならコストや苦労は厭わずにとにかく感性の赴くままに動き回りました。時には若気の至りで、論文を読んで、東京大学をはじめとした日本中の研究室に連絡をとり、突撃訪問するような無茶もしていました。このように毎週のように日本中あちこちに移動していることから、毎月の給与はほとんど知識や経験、関係づくりといった「無形の資産づくり」に消えていきました。

　そして、2013年にその「無形の資産」を生かして、同じような想いをもつセラピスト仲間十数名とともに、島根県松江市に認可を得て、市の認定の学術団体をつくるのです。そこで約5年間、毎月のように地域や全国の大物の先生をお呼びして、研修会を開催して、島根県に数百人が毎回学べる場を提供します。

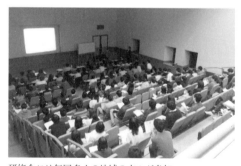
研修会には毎回多くの地域の方々が参加

　すると、その影響で私たちより年齢が低いセラピストたちで、徐々に意欲をもってくださる方が県内に増え、地域のキーマンとの人脈がつくられていきました。こうして、ありありと文化や環境の変化を感じることがで

き、自分たちの努力が、そういったことで役に立てていることをうれしく感じ
ていました。

　その時は想像もできませんでしたが、それらの小さなチャレンジが、のちの
会社づくりに大きく影響を与えることになる「経験」と「関係資産」の蓄積の
スタートだったといえます。

2 必要な経験を取りに行く

　病院勤務の傍ら、外部で学術団体の活動をして5年近く経過した中で、2人
に同時に「転機」が訪れます。元廣は地方の最伝統校の作業療法学科の教員と
して、そして藤井は、地域づくりや訪問看護を中心に展開している株式会社か
らそれぞれオファーを受けることになるのです。

　どこか、医療保険の中でやりたいことや、できることの限界を感じていた私
たちは、二つ返事で転職を即決することになります。今思い返すと、この決断
で非常に良かったことは、若いうちから一般のセラピストがまず経験できない
立場で、のちの会社創業につながる様々なカテゴリの「職業経験を取りに行く
こと」ができたことです。

　元廣は持ち前の好奇心旺盛な性格とタフな強みを生かして、学校での様々な
ハードな仕事に次々と志願をしました。そうしていく中で就任2年、在籍教員
最年少30歳で学科長に就任し、学校全体や学科のマネジメント、広報渉外（HP、
販促作成、プロモーション、ブランディング）、新設大学の設置審、インター
ンシップ制度構築、海外との学術協定の締結、地域課題解決型教育カリキュラ
ム構築、産官学金連携による大型プロジェクトなど、専門職というよりは一般

のビジネスパーソンが経験するようなプロジェクトを数多く経て、養成校の経営状態の改善に大きく寄与します。同時に社会人大学院生として島根大学大学院医学系研究科（修士：神経内科学講座、博士：地域医療教育学講座）で研究を学び、博士（医学）の学位を取得し、各公的団体の理事や役員などを歴任することになるのです。

　また、同時期に藤井は特性である、素直で人懐っこい性格を生かして、地域の人と深くつながり、関係を構築していき、コミュニティマネジメントの領域で行政や地域から高い評価を受けていました。実際に訪問看護ステーションのリハビリテーション部門の新規立ち上げと部長就任、小規模多機能自治 "地域自主組織" と連携し、健康調査事業（島根大学や地元企業と連携）などの予防医療に特化したプロジェクトなど、専門性を生かしたまちづくりの活動を展開します。また、島根県作業療法士会の理事や島根県リハビリテーション専門職協議会の会長などにも就任し、作業療法士として主に地域づくりや介護保険領域での存在感を高めていくことになります。

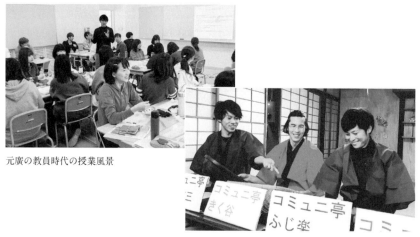

元廣の教員時代の授業風景

藤井（右端）の訪問看護ステーション時代の
地域での落語風景

この時期は双方とも筆舌に尽くし難い困難もありましたが、自分の性格特性や価値観をフルに生かして、とにかく無我夢中に仕事に取り組んでいました。そして、この５年間の双方の多様な「職業経験」がのちの会社創業における「コア」になるのです。

3
問題を地域の中で深く探る

　そうして２名がそれぞれの組織で仕事をしながらも、組織を超えた協業プロジェクトをいくつか走らせていました。その中で特に力を入れていたのは「作業療法士として地域社会に対して既存の形でなく貢献することができないか？」というものです。当初は地域を回って、この疑問に対する模索を続けていたのです。

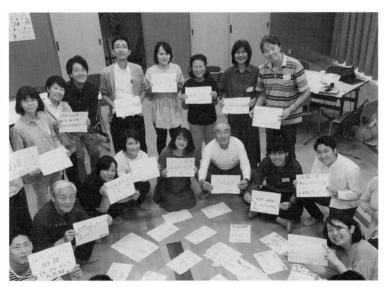

「地域の課題を探るワークショップ」には毎回多くの地域の方々が参加
（右上：中村春基 元日本作業療法士協会会長）

それから、元日本作業療法士協会会長の中村春基先生など、全国の複数の専門家の方々に関与いただきながら、地域を対象にした「困りごとの問題構造ワークショップ」を15近くの複数か所で開催する中で、徐々に地域住民が「痛みの問題」を抱えながら、それを放置している現状がわかってきました。

　さらに踏み込んだ調査を続けると、その痛みが「働き世代から起こっている潜在化している問題」だと気がつきました。そこから働き世代の実態を知るために調査対象を一般企業にして、探索的に地域の中小企業を調査していくと、痛みを我慢しながら働いている人が職場全体の80％以上で、かつ、みんなが痛みの発生自体を「諦めている」状況が複数の現場で見えてきました。

　それに対する適切なケアが会社全体でされていないことから「プレゼンティーズム（働いてはいるが健康問題で本来のパフォーマンスが発揮できていない状態）」や「アブセンティーズム（休業や休職など働くことが実際にできていない状態）」に発展してしまう従業員が多くの中小企業で散見されたのです。

　職業性の痛みももちろんですが、私たちが考える一番の問題は「この職業についた以上、この症状は諦めるしかないんだ」といったマインドや文化、つまりは「心理社会的要因」であるのではないか？とじっくりと考えを深めて仮説を構築していきました。このように当初は素朴な疑問からスタートし、徐々に対象を変えながら探索していく中で「一般企業向けの健康経営事業」の輪郭がぼんやりと見えてきたのです。

4
■ 現状に対する揺らぎと決断

　そうして、所属や領域を横断して活動を進めて5年ほど経過した頃、2人の

心にある「ゆらぎ」が起こってきます。

「今まではそれぞれが教育、研究、地域などの領域で働いてきたけども、
この産業分野の課題を片手間でやっていくことができるんだろうか？」
「自分たちがこのまま中間管理職として働いていても、大きく社会に影響
する仕事はできないのではないか？」

こうした想いが沸々と湧き出して、モヤモヤを抱えながら仕事をしていた中
で、再度2人に転機が訪れることになります。元廣は西日本のある公立大学か
らオファーをいただくことになり、また、藤井もこの所属ではやりたい仕事が
できないと、衝動的に退職の意思を管理者に伝えるのです。こうして、またし
ても偶然、同時期に双方が、次のステップのために現職場を去ることを決意す
ることになります。

そして、たまたま近況報告を目的に2人で会うことになった2020年12月末。
元廣はこのまま大学教員になってよいものか疑問を抱いており、藤井は今の職
場をやめてから現状、これからどうしていこうか決まっていませんでした。

お互いに宙ぶらりんな状態で話し合う中で、「**これまでのチャレンジをしっ
かり形にしないまま、別の形の働き方を選んでしまったら絶対後悔する…**」と
いう2人の「こうありたい」といった気持ちが膨らんできて、「一般企業向け
の健康経営事業をベースにした会社を創業しようか！」と話しが盛り上がりま
した。こうして、今まで全く起業などの経験や知識もない中で、勢いに任せて
3か月後の創業を目標に動き出すことになったのです。

会社を創業すると決めてからは、約3か月間で毎日寝る間もなく会社の骨格
を作り上げる作業に移ることになります。2人とも学校や会社に所属しながら

の起業準備だったので寝る間もないほどの作業量でした。本当にハードでしたが、今までの「職業経験」や「関係資産」が、それを支えてくれました。

この時、自らが初めて解き放たれるような感覚になり、これまでで最も溢れるようにアイデアやビジョンが湧き上がってきて、「**初めて誰にも制限されることなく自分らしさを発揮できること**」に没頭していたことを今でも思い出します。

起業までには多くのプロセスを踏みましたが、その中で話し合いながら私たちが特に大切にしたことがあります。

1つ目は「**誰かが得をして誰かが損をする構造から脱却しよう**」という信念です。そのため、「共創を中心とした」事業のデザイン、かかわった方々と私たちの「ともに幸せな未来」を常にイメージすることを会社のビジョンに据えました。

2つ目は「既存の会社の形に自分たちをはめるのでなく、私たちのあるがままの姿を会社として表現しよう」ということです。
常識や慣習をあえて無視して、私たちの特性やこれまでの出来事、価値観、意味を感じることなどを深くディスカッションして、慎重に会社の事業に組み込んでいきました。

こうして「私たちがどうありたいか？」という問いに対して、会社のビジョンを「**ともに幸せな未来を描く**」と掲げ、真っ白なキャンバスの上にいろいろな人のカラーを重ねるように価値づくりをすることを表現した「株式会社Canvas（キャンバス）」という小さなヘルスケアベンチャー企業が2021年3月に島根県に誕生しました。

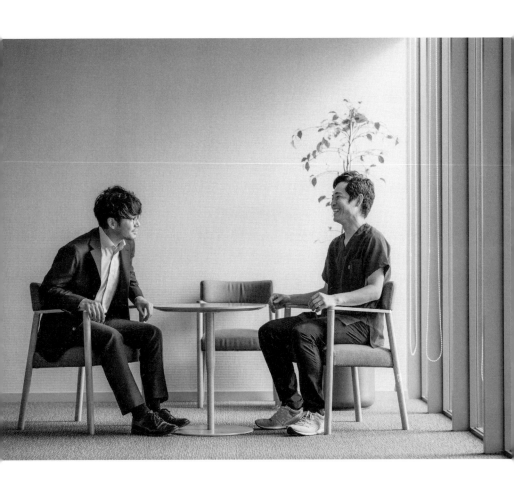

Part 1
Chapter2

初期のどん底と
「縁」が導いた活路

1
■ 医療職の大きな勘違い

　こうして、これまでのすべての職と外部の役職を捨て、ベンチャー企業を創業してすぐに、様々な困難が怒涛の勢いで私たちに押し寄せることになります。

　まず、オフィス環境をどうするかに直面しました。ここに関しては、藤井がそれまで会社でかかわっていた島根県雲南市の有名なスナックのママだった高橋はるみさんが力になってくださいました。「あんたたちを応援しているから自由にうちを使いなさい」と神経難病を抱えながらも環境（自宅の2階を間借り）を提供してくださいました。どんなにつらい時も私たちを明るく励ましてくださったことを今でも鮮明に覚えています。

　当初は物置きとして使われていた2階を手づくりで改装して、創業から半年間はオフィスとして活用させていただきました。時には10日以上オフィスに寝泊まりしながら、とにかくお金がない中で裏山から薪を拾って、地域の方からいただいた野菜やスーパーで値引きされた食品を屋外で焼いて食べて凌いでいました。

　周りから見ると「30歳を過ぎて何をやっているんだ」と心配されるような会社らしくない状況ではありましたが、この時が一番充実していた時間だったよ

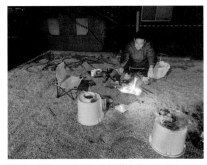

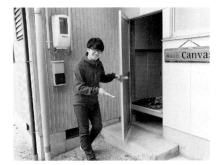

地域の人からいただいた野菜を食べながら
耐え凌ぐ

初めてのオフィス入り口は民家の勝手口、
看板やポストも手づくり

うに振り返ります。当時は「お金と仕事」はなかったのですが、「時間と情熱」
だけは十分に満ちていたので、粘り強くその環境から中小企業向けの健康経営
事業を開発して、徐々に顧客となりうる企業に提案していきました。

　そうして、なんとか会社を軌道に乗せていこうと考えましたが、現実はそう
甘くはありませんでした。都合よく進むと勘違いしていた私たちにベンチャー
起業の洗礼がやってきます。

　まず、第一に致命的だったのが、経済産業省が全国的に広げている「健康経
営（従業員の健康を経営資源として捉える経営手法）」という概念自体が社会
に十分に浸透しておらず、事業に関する説明やプレゼンを行っても、全く顧客
が反応してくれないことでした。

　ましてや、中小企業の大半では「従業員の健康にお金を払って会社がサポー
トする」という意識そのものが希薄でした。実際に調査をすると、仕事を起因
とする健康問題が多発しているのにもかかわらず「従業員の健康は従業員個人
で守るものだから会社は関係ないよ」と話されていた経営者の方の言葉を今で
もよく思い返します。

私たちはそもそも大きな勘違いをしていました。それは、今まで、病院や学校で仕事をしていたのは「専門職としての私たちを必要としてくれている人」であって、「**全く私たちのことを知らない、必要としていない人にサービスの価値を感じて、お金を払っていただける顧客になっていただく**」こととの間には、とてつもなく大きな溝があるということです。

　また、今から考えると、私たちは医療職の感覚で「健康」というものの価値観が一般的なものと錯覚していたのです。しかし、大半の経営者にとって健康は重要ではなく、「健康」と「経営」という概念のつながりは一般社会的にはまだまだ薄いといった状況だったのです。そういったこともあり、設立当初から半年近く健康経営事業での売り上げがほとんど立たない状態が続きました。

　たまに企業に入れても、実際の有償の契約成立まで行き着くことは稀であり、時には医療関係の同業者や企業の経営者から「こんなビジネス失敗するに決まっているよ、早めにやめたほうがいい」「で、あんたらは何がしたいわけ？」「そもそも誰なのあんたら、うちはこんなサービスいらないよ」などの辛辣な言葉を投げかけられ、その度に何度も奥歯を噛み締めて悔しい想いをしていました。

　さらに、財務・会計に関する知識の乏しさから、当初は自己資金を中心に資金計画を立てており、会社の資金繰りは常に限界寸前でした。一番危ない時は会社の通帳に4,000円ほどしかありませんでした。思い返すたびに、起業家として恐ろしいほど無知であったと背筋がゾッとします。

　資金が底をつきかける中で融資の相談を金融機関にした際には「このビジネスモデルは"前例がないので"ほとんどお貸しできませんね」と一蹴されてしまうのです。お金がなくなってくると人は余裕がなくなるもので、事業のことを考えることよりも銀行口座の残高が気になって足元がおぼつかなくなってい

たように振り返ります。

このようにそもそも前例がないもの、未解決な潜在課題を解決するものこそがベンチャービジネスであるはずですが、こうした「前例がない」という壁から、あらゆる場所で最初から「まともに取り合ってくれない」ケースを星の数ほど経験しました。

2 相手の立場や文化に寄り添う

こうして創業してすぐに出鼻を挫かれるわけですが、今から考えると、これらの一般社会の反応は至極当たり前だと思っています。なぜなら、私たちは従業員の健康を基軸に社会を良くしていこうという考えや想いはもっていましたが、当初「医療職の感覚のままで」企業や金融機関などとコミュニケーションをとっていたのです。つまり一貫して「相手の立場や文化に寄り添った言語」でコミュニケーションをとれていなかったのです。

ここで幸いだったのが「多くの失敗体験」を重ねたことにより、早期にそれに気がつくことができたことです。そして、他責にならず、原因が私たちにあると即座に受け止めることができたことも大きかったと振り返ります。

そこからは、まず相手のことを深く知って、真の顧客のニーズやペインポイント（顧客がサービスを購入・利用している時に生じる課題や悩み、不幸せな状況）を根幹から理解する必要があると考えました。これは今でも続けている習慣ですが、特に創業初期は重点的に様々な経済団体の会合に毎週参加してお酌をしながら、経営者の方々はどういった価値観や行動原理をもっているのかをじっくりと勉強させていただきました。

また、サービス導入をさせていただいていた企業では実際に、その業態で身体を動かし、働く体験をさせていただきながら、医療職がよく陥りがちな「プロダクトアウト（自社の強みや技術を生かしたサービスや製品を開発する方法）」思考でなく、「マーケットイン（顧客のニーズに合わせたサービスや製品を開発する方法）」思考になるように、徐々に自身の感度をアップデートしていきました。

　そして、あるタイミングでの「このサービスが取り扱っている問題って、職業病だよね」という顧客のコメントを機に、企業と私たちを「つなぐ」キーワードである「職業病」に出会い、よりサービスの内容を説明しやすく、相手にも反応してもらいやすくなるのです。

　ここから、今まで説明が難しかった、自分たちが考えていた会社での痛み発生や生産性低下の「心理社会的要因」を説明づけ、企業とつながる言語の基盤ができたのです。

3 未完成なサービスを世の中に出す

　こうして、徐々に意識や行動が変化したとはいえ、流石に経営状況がすぐに好転することはなく、どこからどう見ても倒産寸前、絶対絶命のピンチが半年間ほど続きました。経営が危機的状況に陥ると、周りからも「あいつらはもう終わった」「どうせ今までの職域（保険領域）に戻ってくる」「どう考えても無謀だった」という声が間接的に聞こえてくるのです。

　まさに我慢の日々でした。私たちも創業時点でそれぞれが3人の子持ちでもあったので、当時は最悪の事態も覚悟していたように思い出します。そんな中、

そういった状況を救ってくださったのは島根県の産官学金の関係者のみなさま、そして、今までの職業経験で育んだ全国のセラピスト仲間のご縁など、まさにこれまでの職業人生で培った「ひと」の資産だったのです。

　まず、最初に、中小企業の経営者の方々に私たちのビジョンを語る中で、ほとんどが取り合ってくださらない中、私たちの拙い説明を熱心に聞いてくださり、未完成なサービスの段階で、従業員のことを本当に大切にしている地域の数社（Part5参照）が導入の手上げをしてくださいました。そして、その企業で介入事例を構築することができたのです。

　それまでは、今までに社会に存在しないサービスだったことから、企業で実際に導入するとどうなるのか見通しがなかった（あくまで仮説レベルだった）のがネックでしたが、企業での事例ができてからは、ある程度の見通しをもって事業の説明ができるようになっていきました。

　そして完成していった対企業の健康経営事業の名前を「**しあえる**」としました。会社の人たちが「ケアしあえる」「支えあえる」「相談しあえる」といった目指す会社文化や風土を事業名にして、私たちの願いをそのまま形にしたのです。

　思い返すと、非常に運がよかったのは私たちが世に出したのが「出来上がった事業」ではなく「未完成な事業」だったことです。ベンチャー・スタートアップビジネスの世界で有名な事

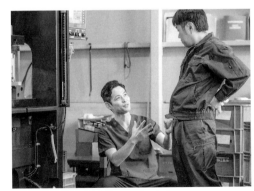

現場の声に耳を傾ける

業開発の方式として「リーンスタートアップ方式」という考え方があり、その中に紹介されている概念として「MVP（Minimum Viable Product）」というものがあります。

MVPとは「顧客に価値を提供できる最小限の事業」のことを指します。完璧な製品・サービスを目指すのではなく、顧客が抱える課題を解決できる最低限の状態で提供します。提供後は、顧客からのフィードバックなどを参考にし、新機能の追加や改善点の見直しを図ります。

まさに、期せずともCanvasは、このリーンスタートアップ方式を採用しており、顧客企業とともにコミュニケーションをとりながら事業を「共創」していったのです。

4 ▧ 手を差し伸べてくれる人たち

さらに地域のみなさんが徐々に私たちの挑戦に手を差し伸べてくれます。資金調達に関しては、ある金融機関の部長クラスの方や銀行担当が、今までモデルのない私たちの事業の将来性と社会貢献度を信じていただき、支援者になっていただいたことが非常に大きな出来事でした。融資に当たって大きく金融機関の内部調整に動いていただき、その後は、おそらくベンチャーとして前例のないことでしたが、申請満額の融資を受けるに至りました。

また、島根県からも「島根県ヘルスケアビジネス事業化補助金」に2年連続採択をいただき、直接の担当者であった松田敦さん、松原梨紗さん、アドバイザーの岡山大学の志水武史先生（Part4参照）、その他、島根県商工労働部産業振興課のみなさまに献身的にサポートをいただき、大幅な資金援助や事業のプ

レゼンス向上のための機会の提供などをいただきました。

　さらには創業１年目のタイミングでクラウドファンディングを実施し、全国のそれまでお付き合いのあった方を中心に、事業開発のための資金を全国から集めることができました。驚くことに資金調達総額6,742,000円、支援者総数645名、クラウドファンディングサイトでのプロジェクトの一時、日本トップを取ることができました。それらの資金を中心に事業を開発して、より広く展開することができました。

　そして事業が徐々に受け入れ始められた際にお力になってくださったのが前田貴さん、布野卓也さん（Part4参照）をはじめとした「しまね産業振興財団」や高田俊哉さん、曽田周平さん（Part4参照）などの「まつえ産業支援センター」のみなさんです。そこから島根の産業振興の拠点であり、産業振興課や産業支援センター、特許やIT開発などの支援機関が集中している「テクノアークしまね」への入居を勧めてくださり、さらには経営支援や必要な資源の紹介などを献身的にしていただきました。

　そこから、HP、ロゴデザイン、システム開発、研究協力、技術指導、産業医、健康経営推進企業の経営者などのたくさんの「共創者」が現れ、地域で強固なチームを構築するに至ったのです。

　こうして紆余曲折を経ながら、たくさんの「可能性を信じてくださる共創者」に、私たちが目指したい未来への想いが届き、一つひとつのご縁に支えられながら創業１年ほどで徐々に会社や事業の基盤ができていきました。

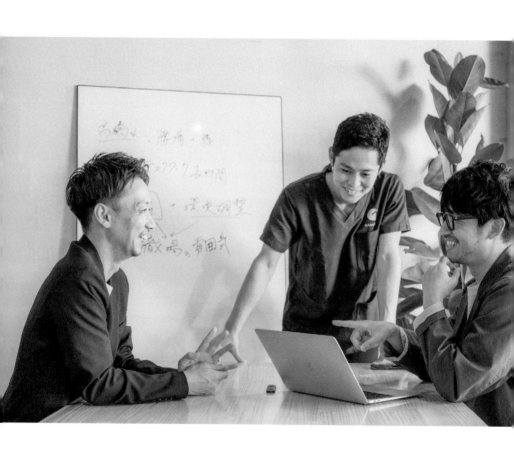

いまだないサービスを「地域共創」する

1 事業の「意味」を相手の価値観に合わせる

　こうして、様々な人が力を貸してくださり、会社の基盤が徐々にでき始めますが、まだまだ黒字化には程遠い状況が続きます。メディアにも複数取り上げていただいていたこともあり、「島根県に変わったベンチャーがある」ということは徐々に知れ渡っていましたが、契約企業数が伸びずに収益化が非常に難しい事業であることを創業1年の時点で改めて痛感するのです。特に「入口」として、まずこのサービスの本質的な価値を感じていただける場がないことに難しさを感じていました。

　そうして苦しんでいる中で、私たちにチャンスが訪れることになります。経営者団体などで知り合ったTV局の元顧問の方から「一度、協会けんぽ（全国健康保険協会）の島根支部で話をしてみたらどうだろう？」と協会けんぽでお話をさせていただける場をつないでいただくのです。そこで事業のプレゼンをしたところ、想いが伝わり、なんと公的機関以外で異例の「ヘルスアップサポート事業」（中小企業からの要請に応じて専門家を派遣する制度）にCanvasを組み込んでくださったのです。

　これで「お試し」でCanvasの事業を中小企業の方々に知っていただくことができるようになりました。この出来事を皮切りに、「企業の負担はゼロだか

ら一度Canvasを呼んで話してもらおうか！」と気軽に私たちを呼んでいただける中小企業の数が地域でグンと増加することになったのです。

さらには商工会の「アドバイザー派遣」や県の「いきいき職場づくり支援補助金」という就労環境を改善していく様々な補助金も弊社サービスで利用できるようになり、これら公的機関の制度をうまく活用しながら、島根県の中小企業の健康経営のサポートができる基盤が整います。

これらの出来事においては「**相手の立場に立って、何が必要なのかを徹底的に考える**」といった、私たちが企業にサービスを提供する中で、創業時からぶつかり、乗り越えた経験が非常に役立ちました。例えば「中小企業の保険料削減を目指したい」「経営状態の良い会社を創りたい」「健康を害することで働けなくなる方を減らしたい」などの、それぞれの「相手の立場に立った言語」を用いることを意識しました。

そうしていくにつれて、Canvasの健康経営事業が生産性を上げるだけでなく、雇用促進や離退職防止、企業のブランディング構築などにも影響を及ぼすといったように「サービスの意味」を相手に合わせて説明することが知らず知らずのうちに、体系化していきました。

2
知らぬ間に事業が広がっていく

この健康経営事業においては、経営者の一定の理解に基づいて管理者や従業員とともにサービス構築を進めていくのですが、残念ながら簡単にサービスを受け入れてくれる職場ばかりではありません。

会社の経営者、管理者、従業員の理解や関心を得ることは容易ではなく、ある会社で社内アンケートを実施した後に、全体に向けてのアンケート結果の通知を兼ねた講習会を開催した時は、実際に参加したのはアンケートで痛みを訴えていた数よりも大幅に少なく、製造・販売・総務部門のおよそ3分の1にとどまりました。これは大多数がこういった健康づくりに「関心がない」ということを示していたように感じます。

　さらには、日々の業務の中で、「腰が痛い」「肩こりがつらい」などの悩みは、なかなか職場の中では話しづらいことであり、ほかの従業員に心配や迷惑をかけてしまうのではないかと考えて、我慢して悪化させてしまい、長期的な欠勤につながるというケースも実際にありました。その状況が「当たり前」になっており、簡単にその長年の認識から脱却できなかったのです。

　そういった現状に私たちは「この職業病の問題をなんとかしたい、でも現実が追いついてこない…」ともどかしい思いを抱えていましたが、なんとか粘り強く模索を続けていました。今思い返すと、私たちも、経営者や従業員も「今まで取り扱ったことのない課題」に対して、どのように振る舞うべきなのか、迷いの中にあったようにも感じています。

　こうした困難な場面で実際に「対話すること」「体験すること」「共創すること」を大切にして愚直にサービスを展開していく中で、徐々に従業員から「長年の悩みが解決した」「病院とは違う視点でのケアの方法を知ることができて、非常に良かった」など体験レベルで様々な声があがるようになりました。さらには経営者からも「新たな雇用につながった」「急な休みが聞かれなくなった」などのポジティブな変化の声が聞かれるようになったのです。

　そうして、たくさんの企業で模索し、苦労しながらサービスを創り上げてい

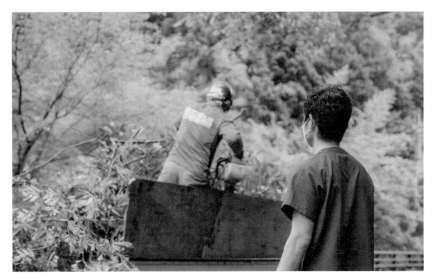

働く現場に入り込んで分析をする

る中で、ある時から意図しない中で、急に顧客企業やエリアがどんどん広がっていくのです。私たちは「一体、何が起こっているのだろう？」と不思議に感じました。特に営業などをしていない業界や企業から声がかかったり、全然説明したことのない方がCanvasのサービスの内容を知っていたりするのです。注意深く観察する中で、どうやらかかわった人たちがCanvasの紹介や宣伝に動き回ってくださっていることに気がつくのです。

今までかかわった、特に初期から私たちを支えてくださった経営者の方々が様々な形で力になってくれることが非常に多く、時には私たちを連れて複数の企業を回りながらプレゼンの機会を与えてくださった経営者の方や、県の大きな会議で顧客企業の役員の方がCanvasに関するプレゼンを能動的にしてくださっていたこともありました。

いろいろと調べていく中で、これはよくビジネスの領域で聞く「エバンジェ

リスト」と呼ばれる人に近い立ち位置だと気がつきます。エバンジェリストの語源は、英語の Evangelist です。Evangelist の意味は伝道者、福音を説く人です。伝道者のように、企業に対する個別の啓蒙活動に加えて、様々な機関（行政や企業など）へ特に依頼をされるわけでもなく、Canvasを紹介してくださることが同時多発的に起こりました。

私たちの事業の特徴である「共創」の考え方は、こうして多くの「エバンジェリスト」を生み出し、事業を広範囲に広げていくための広報戦略上でも大いに活きることとなるのです。この時期から目立った営業などをかけることなく、顧客企業や様々な機関からのクチコミで徐々に顧客企業が広がってきています。

そして、この現象は私たちが生まれ育った地方で展開されるサービスだからこそ起こったことであるとも捉えています。これまでよく、経営者や投資家から「ヘルスケアビジネスをしたいなら、都会地に出ないと話にならないよ」とご指摘をいただきましたが、今では**「生まれ育った地域でローカルな課題を基盤に事業を展開していく」**ことの強さを身に染みて感じています。

3
▓ 作業療法士だからできる共創

創業して1年が経った頃、弊社にとっての大きな「転機」が訪れることになります。「健康経営大賞2022」というコンテストが全国法人会総連合（全国70万社以上が加盟する経済団体）主催で開催されることになるのです。

このコンテストは47都道府県から、それぞれ優れている事例を数例選出して、全国の中で競うものだったのですが、島根ではまだ健康経営に取り組んでいる企業が少なく、実際に行っている取り組みの新規性という意味では十分ではあ

りませんでした。その頃、Canvasがサービスを提供していた林業の「株式会社きこり」が所属していた雲南法人会もいろいろな企業を当たり、推薦事例を検討していました。

　その中で、株式会社きこりの大高賢二社長が、「これは健康経営の実践につながるのではないか？」ということで弊社に相談をいただくのです。そこから、Canvasで資料や事例をまとめて申請した結果、厳しい審査をくぐり抜け、全国167企業から上位5社に選ばれることになりました。さらには最優秀賞を決定する沖縄の大会で上位5社のプレゼンの中で見事、単独での「47都道府県最優秀賞」に選ばれることになるのです。

　大会の採点基準として「課題把握、ストーリー性、独自性、成果反映、持続性」などが項目に上がっていましたが、まさに我々がこれまで思い描いて、顧客企業と紡いできた物語が、社会から大きく評価されるという出来事でした。当初からこの事業の可能性を信じて歩んできた我々からすると本当にうれしい瞬間でした。

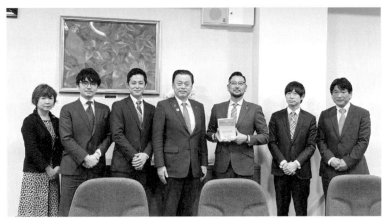

島根県知事表敬訪問の様子

島根県の中で少しづつ認められてきた小さなサービスが全国の同様の健康経営事例の中のトップを取ることになるのです。「普通に考えるとあり得ないことだ」「これは島根にとって重要な出来事だ」と周りからたくさんのお声をいただきました。

　そこからはまさに驚きの展開で、それを機に県知事表敬、市長表敬、NHKをはじめとした多くのメディアでの取材や講演など、一気に広く知られることになりました。

　こうした出来事に関して、たくさんの人から「どうしてこんなことが起こったのか？」と聞かれることが増え、考えてみました。その中で、一つ大きなこととして、事業を進める上で私たちが「**サービスドミナントロジック**」というマーケティングの考え方を採用していることに要因があるのではないかと思っています。

　「サービスドミナントロジック」では、サービスの価値は企業と顧客が「ともに創造」するものであり（価値共創）、企業だけでは価値を創造することはできず、顧客は企業と一緒に価値を創造する「主体」ということになります。

　それと対極にあるのが「グッズドミナントロジック」という考え方です。グッズドミナントロジックは売り手である企業が商品（グッズ）の価値（価格）を決定して顧客に提供・販売し、顧客がその対価（貨幣）を支払って商品を獲得することで「価値交換（所有権の移転）」が行われるという考え方で、従来のマーケティングやビジネスの多くがこれに当たります。

　この受賞は私たちと顧客で「価値を共創する」特性が社会的な評価につながったから生まれたと考えています。そして特筆すべきはその共創のプロセスその

ものは「**作業療法が有している本質的な価値や特性**」と親和性が非常に高いということです。

　作業療法では対象者との実際の診療場面で、意思決定や目標設定を一緒に考えながら進めていくことや、対象者の価値観（スピリチュアリティ）を中核において考えていくこと、人－環境－作業の関係を多角的に見ていく視点などがあり、サービスドミナントロジックを展開するにおいて、有利な特徴は数えたらキリがありません。

　時折、勘違いされる方もいらっしゃいますが、私たちは決して企業で「作業療法そのもの」を実施しているわけではなく、「作業療法士としての経験や知識、作業療法そのものが有している価値や意味をうまく会社の課題感や文脈に乗せて、地域とともにサービスを共創」しているのです。

　こういった観念をもってサービス提供を続け、会社が徐々に軌道に乗ってきた頃に「そもそも作業療法は、こうして社会に出すことで活きる哲学や価値をもった学問なのではないか？」という当初からもっていた感覚が確信へと変わっていきます。

　そして、そういった作業療法の価値を生かして社会に事業を創る人材が業界に多く出る必要性を感じて、全国の療法士ネットワークを中心に医療専門職向けのリカレント（学び直し）の事業を形にしていくことになるのです。

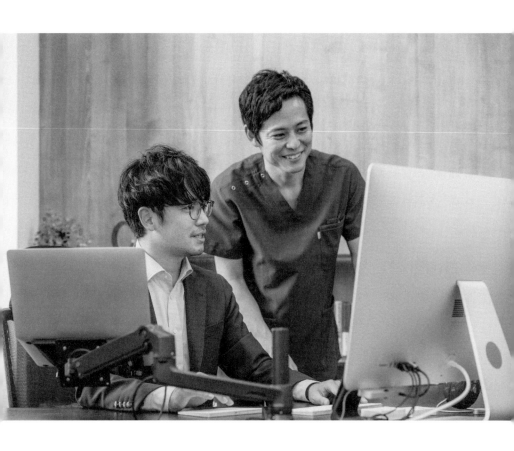

未来に向かって「事業とひと」を育てていく

1 セラピストの学び直し

　作業療法の価値が社会の課題とつながったときのパワーを確信した私たちは「Canvasスタディツアー」（Part3 p141参照）という名称で、作業療法士を中心とした医療従事者のうち「新しいことを始めようとしている人向け」のリカレントプログラムを構築して世に打ち出します。

　実際の内容としては、弊社の今まで歩んできた道のりや、どういったロジックで壁を乗り越えてきたのかの共有、事業のディスカッション、実際に企業に訪問して現場を見学、経営者、管理者、従業員などに対してインタビューや、具体的に自分たちで、会社に対して健康経営事業を展開するとしたら、どうするのかなどを幅広く学べる2泊3日のプログラムです。

　スタディツアーで大切にしたのは「知識や技術を伝える場」ではなく、「経験や現場を参加者とともに共有する場」ということです。参加者は様々な領域で経験を積んできた方々なので、個人がもっているものを十分に発揮していただいて、私たちと「ともに」学び、成長していけることを第一に考えました。

　実際にスタディツアーの応募を開始したときは「今までにないスタイルのも

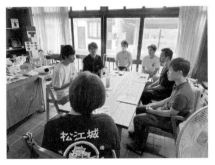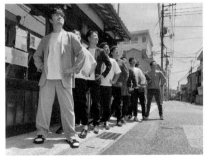

スタディツアーのメンバーと

のだから、業界がまともに反応してくれるのかな…」と不安でした。しかし、蓋を開けてみると公開してすぐにツアーは満員になってしまうのです。

　さらには、ツアーが盛況であることを受けて、日本臨床作業療法学会との連動企画「COTスタディツアー」やMATSUE起業エコシステム推進会議との連動企画「MIXスタディツアー」など、公的な機関や学会との共同プログラムも開催でき、全国の幅広い対象に参加を募っても、即座に席が埋まってしまう（時には1日で満員）といった驚きの反応でした。

　実際に参加してくださった方からは「医療職は医療現場にいるだけではなく、もっと社会で可能性を広げていけると信じていた」「日々の臨床の仕事で閉塞感を感じていたけども、作業療法の可能性は本当に広いと感じた」といった声が多く聞かれました。

　多くのみなさんからコメントを寄せていただく中で、やはり私たちが感じていたように、「**作業療法の本質的な価値は社会と接続して、より発揮される**」という感覚を医療の現場で働いている方々ももっていたと感じることができました。

ただ、うれしさと同時に業界全体に対する危機感も湧き上がってきました。こうしたロールモデルが少ないからこそ、このままでは若い方々で作業療法士の可能性を信じきれず、別の職種に転職される方も多くなるのではないかとも強く感じました。

　みなさんの声を聞いて、「もっと体系だった学び直しのプログラムが作業療法士の現職者に提供できる必要がある」「現在、学生のみなさんも作業療法の可能性は医療・介護のみでなく、様々な形で発揮されうるものだと感じてもらいたい」と強く思うようになりました。

　そういったこともあって、現在はスタディツアーのみでなく、学生に対して、非常勤講師という形で元廣が国内外の複数の大学に講演や指導に行く機会も増えています。「作業療法の価値を社会に実装する」という中長期的なビジョンをもって、これからも業界で人を育てて、文化を育んでいくことを私たちの仕事にしていきたいと決意を新たにしたタイミングでした。

2 地域開発と教育を融和させる

　実はこのスタディツアーの開発と実施にも創業者である私たちの職業経験が関与しています。元廣が養成校で学科長、藤井が株式会社（訪問リハ）で部長をしているときに、2人で「CBRプロジェクト」という地域課題解決型授業を実施し、執筆現在まで6年近く継続していることが発想のきっかけなのです。

　2018年当時、私たちは「作業療法士の養成課程で臨床実習などはあるけども、作業療法士が社会課題を解決しようと思ったら、学生のうちから社会に直接自分たちの専門性がどう生きるかをチャレンジしていく必要があるのではないか？」

という疑問を養成教育に感じていました。指定規則に定められているカリキュラムで病院や施設で働く作業療法士は生まれるけども、そうでない場所で「**ゼロから仕事を創る力**」は身につきづらいと漠然と感じていたのです。

　ただ、今までの既存の取り組みで解決できる道筋がなかったので、「ないものは創ればいい」という精神で1年間ほどじっくりと時間をかけて構想を固めていきました。その中で、WHOが提唱する「CBR（Community Based Rehabilitation）」という概念に出会いました。

　CBRは発展途上国のような資源が少ない土地で、いかにまちの文化やコミュニティなどを活用していくかといった考え方で、島根県のような過疎化が進む中山間地域にあるフィールドで実施するのには、非常に親和性の高いものでした。

　構想が固まって、それぞれの所属に企画を通したのちにまず動いたのは、ビジョンに共感できる「仲間集め」です。本当の意味で地域に根づいていく「共創」の形をとりたかったため、実施候補地区の三刀屋地区まちづくり協議会の上代眞会長をはじめとした方々を訪ねて、ビジョンをお伝えし、授業をご一緒に創っていける承諾をいただきました。また、他職種（理学療法士、看護師、音楽療法士、NPO職員など）がファシリテーターとして幅広く参画できるように授業をデザインしました。

　次に各機関やフィールドの様々な「地ならし」に取り組みました。実際に養成校としては、授業を前後の各授業やディプロマポリシー（卒業基準）とのつながりをつくるために授業科目の到達度の調整や連動性を再整備しました。そうでないと事前知識や事後のアウトプットの場などがない単発の授業となり、学生の深い学びや変化は得られないと考えたためです。

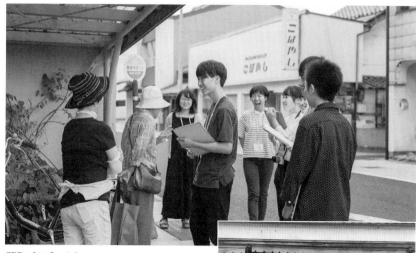

CBR プロジェクト

　また、強い協力者が地域住民にい
る必要があるので、そういった授業
をともにつくってくださる方々に日々
丁寧にアプローチしていきました。
さらには報道関係者や行政関係者もプロジェクトにかかわっていただけるよう
に根回しをしておきました。そうして１年ほどした頃、関係各所の準備が整い、
まちづくりと教育を兼ねた２泊３日の「多職種連携・地域課題解決プロジェクト」
としてCBRプロジェクトが完成したのです。

　実際にプロジェクトを実施すると大人も学生もみんなが「まちをよりよくし
よう」とする姿に後押しされるように、まちも、個人も変化していく様子があ
りありと感じられました。実際にこのプロジェクト後には、新たに若者の意見
をまちに反映させる「若者会議」という会議体が新設されたり、学生において
は、この授業体験から進路の多様性が増えるといったまちや学生の変化も生じ
ました。

これらCBRプロジェクトに関する研究実践は学術誌『作業療法』への掲載やフランスでの「世界作業療法学会」での発表も行い、徐々に教育の効果を明らかにしていこうと現在も模索中です。またメディアにも複数取り上げられたことから、今では県内外の多くの大学・専門学校と連携して、このプロジェクトを実施するまでに成長していきました。

　CBRプロジェクトは私たちにとって非常に思い入れのあるプログラムで、2018年に第1回を開催してからこれまで毎年、様々なエリアの大学や専門学校と継続をしてきています。そして、このプログラムを、何か新しいことにチャレンジしようとしている方や産業分野の新たな学びにつながるように改変し、再整備したのが「Canvasスタディツアー」になります。このように、**これまでやってきた活動を大切にしながらも、発想を柔軟に保つことで新たなプロジェクトに生かしていくこと**も非常に重要だと肌で感じています。

3 歩みの中でチームが創られる

　実際に教育事業を進めていくと、日本中の多くの場所から様々な人が島根に訪れるようになり、また個々としても日本中で講演をしていく中で、多くの方々に事業のことを知っていただけるようになってきました。そのこともあり、創業1年を過ぎたあたりから著しく様々なジャンルの方との交流の幅が広がっていきます。

　元廣、藤井ともに創業時から一貫して、学会などいろいろな場所に出向いて可能な限り人と会うことを継続していきました。不思議なことに、そうして移動と出会いを重ねていくと「事業上で必要な方」がその都度、現れてくる感覚になっていくのです。

そういったこともあり、サービス提供のチームとしてはPTの足野正洋くん、小村康平くん、OTの爲國友梨香さん、涌嶋宏輔くんなど多くの才能に溢れた実践者に関与していただくことになります。

　また研究のチームとしては、元廣の大学院の時からのご縁のあった安部孝文先生（島根大学）、奥山健太先生（ルンド大学）、さらには白土大成先生（鹿児島大学）、由利拓真先生（京都橘大学）、高木雅之先生（県立広島大学）などの若手の国内外のチームを構築し、それに恩師でもある久野真矢先生（県立広島大学大学院）、磯村実先生（島根大学人間科学部）などの重鎮の先生方に手厚くサポートいただくことになるのです。

　そして事業に関しても、医療的な側面や組織論の観点からは、荒川長巳さん（島根大学名誉教授・精神科医・産業医）に、経営的な観点は古志野純子さん（長岡塗装店 常務取締役）といった全国に名の通った、エリアを代表とする方々2名のCanvas顧問就任を経て、さらに会社の強さが増していきます。

　コロナ禍でのオンライン環境の普及も私たちにとってはプラスに働きました。オンラインサロンをつくり、「職業病ワーク」という名目で様々な職業の分析を全国のみなさんと行い、またウェビナーで全国の方々にご登壇いただきました。オンラインサロンへの登録者は260名超え（2023年4月時点）で、会社として事業に幅や深みをもたせることができました。

　ここで特に強調したいことは一部の元々の付き合いを除いて、こうした各種の人脈は会社を創業した時点でほぼ「ゼロ」だったということです。あちこちで講演やプレゼンをしたり、交流をしたりと偶然の出会いから共創者が徐々に増えて、現在、私たちの会社の力になってくださっています。しっかりとメンバーや準備が整ってから出発したのでなく、まさに「**歩みの中でチームが創ら**

れていく」感覚がありました。

　今振り返って、その時に重要だったのが、「臆することなく自分の想いを語る」ということだったと考えています。日本人は考えていることを胸に秘めることに美徳を感じやすい国民性だとは思いますが、実際に人と出会った時に「この人はどういったことをしたいんだろう？」ということが伝わらない中では、先の機会の発展はあり得ません。

　誰を紹介していいか、どんなアドバイスをするべきか、相手の方に判断していただくためにも、まだそれが完成しきっておらずとも「自分は何者なのか」「これからどうなっていきたいのか」を真摯に語っていく必要があると感じます。

　さらに過去のつながりが時間差で活きてくる場面も多く経験しました。これまでの職業経験でつながった県内外の方々とSNS上で近況のやりとりがあるだけで、何か必要になったらサポートをしてくれたりすることも多かったのを覚えています。

　身近な「強いつながり」はもちろんですが、こうした「弱いつながり」を全国単位で構築していたことも、事業がうまく軌道に乗っていった要因であったと理解しています。

　そして、このつながりという種が地域や業界という土壌で芽を出し、花を開くように様々な会社の未来にとって重要な出来事に発展していくことになるのです。

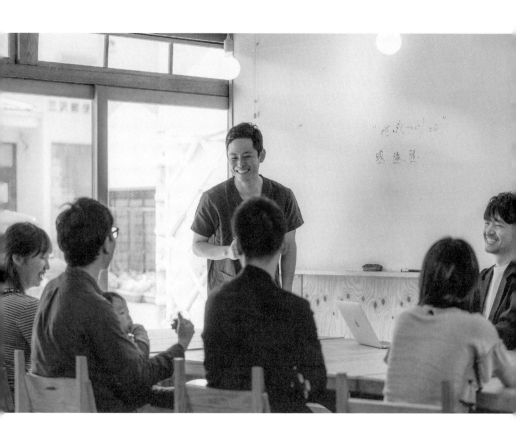

Chapter4　未来に向かって「事業とひと」を育てていく

地域や業界を
「越境」して
仕事を生み出す

1
■ セラピストの領域を飛び出す

　これまで産業部門で進めてきた職業病の分析、解決の知見が、人とのつながりの中で別の形で展開されることになります。地元の広告代理店である千鳥印刷のすすめで、創業145年の老舗寝具メーカーの浅尾繊維工業との共同での製品開発プロジェクト（Part3参照）をつないでいただくのです。

　まず、マーケティングの知識を活かして老舗寝具メーカーの分析や市場調査を行った上で、開発を進めていきました。この際にも過去に培った産官学金連携の知識やプロジェクトマネジメントの要領が活きることになります。

　具体的には、会社自体の強みを様々なマーケティング手法で分析した上で、ユーザーの声を直接聞けるように体験会を開催したり、プロトタイプを用いて多くのテストユーザーからの声や要望を広く収集しました。想定されるユーザーのために必要な機能は何なのか、それを作業療法士の視点のみでなく、あらゆる他職種とともに意見を重ねて形にしていきました。

　半年ほどの期間、紆余曲折を経て、オフィスワーカー向けの腰痛予防クッション「すわり～な」を開発できました。クッションの素材には本来、寝具で扱っ

ているものを活用して、骨盤の起き上がりをアシストして、首や腰に負担が少ない良姿勢に無理なく自然な形で導く機能をもたせました。実際に販売してみた結果、非常に多くの購入者からポジティブな反応が寄せられました。

　さらには、その製品をクラウドファンディングサイトで販売した結果、目標金額の1,692%、3,385,800円を売り上げることができました。関係者一同が驚く大成功であり、作業療法士がこうして異分野で製品開発に関与していける可能性を強く感じることになりました。

　そして、創業から1年を過ぎ、私たちの健康経営事業「しあえる」が島根県松江市のMATSUE起業エコシステム推進会議のMIX PoC（事業開発・検証サポート事業）に初めて認証され、松江市長への表敬訪問などやメディア出演を重ねた頃、いろいろな風向きが変わってきます。

　島根県松江市の中でも、起業家志望の大学生が一気に増えて交流が深まったり、起業家のイベント審査員や高校生の事業構想のイベントのメンターなどとして招待されることが一気に増えていくのです。

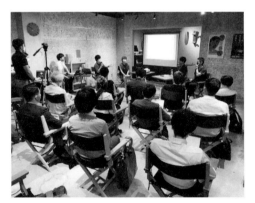
松江市が主催したCanvasと共創者のトークイベント

　世間の認識の変化に伴って、医療・福祉・介護領域と全く関係のないアパレル、IT、食品など様々な領域の起業家と並んで仕事をすることが増えていき、徐々にジャンルを「越境」したつながりや仕事が生まれてくるようになってきます。

執筆時点でも大手企業とともにヘルスケア事業の開発に着手するなど、たくさんの他分野とのコラボレーションプロジェクトが進行しており、毎日のように新しいプロジェクトの相談や対応を行っています。

そうした時にいつも感じるのは、やはり社会と接続した仕事をする上で、作業療法の「人・作業・環境」の視点で考えていく特徴が役に立つということです。よく、ITや開発関連の方とディスカッションをすることが多いのですが、そういったジャンルの方にない特殊な発想ができると評価をいただくことがあります。「**作業療法士の人－作業－環境の観点は臨床だけでなく、一般社会の現場でも役に立つ**」と今なら胸を張って言い切ることができます。

2
■ 全国や国外への事業展開の糸口

この頃、全国での講演や執筆、メディア出演を重ねていくにつれて、少しずつ他県の医療・介護系の企業からお声がかかることが増えていきます。「自分の地域でも職業病に悩む人の声をよく聞く」「うちの都道府県でもこの産業分野の事業がやってみたい」といった訪問事業所や通所事業所などを運営している様々な法人の手上げが起こり始めるのです。

当初は、ここまで早く県外に知的財産を出していくつもりはなかったのですが、徐々にその数も増えてきて、いよいよ具体的な展開を考えないといけなくなってきました。そこで、私たちはこの事業を全国に広げていく上でよくあるフランチャイズ（FC）の考え方を参考にしてみました。

通常のFCは、本部と呼ばれる「フランチャイザー」と加盟店「フランチャイジー」が契約を結び、加盟金（ロイヤリティ）を支払うことで商標の使用権

や商品&サービスの販売権を得られるシステムです。加盟店は、本部が培ってきた経営のノウハウを活用できるため、個人事業や法人設立にチャレンジするよりも安心感があり、短期間で独立開業に踏み出すことができます。

こうしたFCの仕組みをそのまま採用するのではなく、今回の事業は各地域の特性にマッチした形に変化させる必要性を感じました。そうしたことから私たちが島根で構築した事業が「共創」をベースに形づくられたように、CanvasのFCでは顧客企業のエリアの文化や既存事業のタイプに合わせて、都道府県の新たなモデルを「共創」していく独自のスタイルをとることにしました。

最初にFC契約を結んで事業構築をご一緒したのは福島県にある訪問看護を中心とする「株式会社エシカル郡山」でした。看護師のバックグラウンドがある星佳子代表をはじめとしたスタッフとともに福島県内の様々な会社にご一緒に入っていくと、島根の企業とは文化や風土がかなり異なることに気がつきます。

健康経営サービスの成否には、経営者や従業員の「認識や感度」が大きな要素を占めます。そのため、形になりきったサービス体系をそのまま提供するだけではうまくいかず、その土地の文化や風土に寄り添って最適な形をつくっていくことが重要です。顧客企業だけでなく、FC先の企業の文化や風土なども含めたサービスの構築が必要であると様々な地方の事例を見て学ぶことができました。

そして、その文化や風土に着眼していく、環境や相手に合わせてかかわる内容を調整するという能力も作業療法士の職業経験から学んだものが非常に活きていることを感じています。「その土地の文化や風土に応じた」かかわりは作業療法士の武器である。これもあくまで持論ですが、作業療法士がこれを自覚することで様々な社会的な応用が可能であると確信しています。

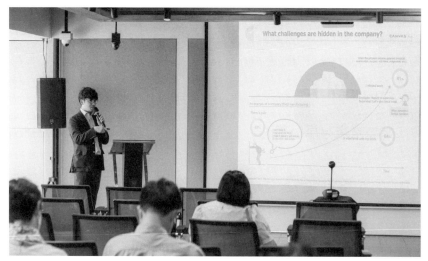
タイ王国、ヘルスケアイベントでの講演

　FCに関しては、大変ありがたいことに執筆現在で全国の20を超えるエリアでの展開を予定しています。また、別の切り口から、健康経営大賞の最優秀賞受賞や厚生労働省労働局講演を契機にした国内への展開や、県と連携してASEAN圏域に事業を広げていける可能性も徐々に見え始めています。

　元々私たちは島根の中小企業の課題にフォーカスして、それを解決することを目的にしていたのですが、島根県が有している中小企業の課題は、他の地域でも同様に課題として取り扱われるものだったのです。

　このように全国や国外の需要を目にしたときに、「ああ、島根県は全国の「少し先の未来だったんだ」と感じました。同時に、「起業をあえて島根からスタートしてよかった」とこれまでの足跡を振り返りました。

　このように何かを新しく始める時には「すでにある社会課題をどのように解

決するのか？」という視点から「いまだ解決策が明らかになっていない社会課題は何だろうか？」というように、取り扱う課題に対する視点を移すことで、どんな土地でもゼロから仕事を生み出していけるチャンスがあると強く感じています。

3 ▦ 先の未来を思い描く

　ここまでCanvasの起業のきっかけや会社の歩みを見てきました。なお、この章を執筆している時点で、会社はちょうど2周年を過ぎたタイミングです。周りからは非常に早いスピードで経営が進んでいると評価をいただくことも多いですが、会社としてはまだまだで、これからもスピード感を増して歩を進めていく必要があると考えています。

　ここまで、経営を進める上で私たちが意識していたことがあります。それは「バックキャスティング」という考え方です。バックキャスティングとは、最初に目標とする未来像を描き、次にその未来像を実現するための道筋を未来から現在へさかのぼって記述する、シナリオ作成手法のことです。現在から未来を探索するフォアキャスティングと比較して、特に劇的な変化が求められる課題に対して有効とされています。

　会社のあらゆる事象を見つめながら、「先の未来を思い描いて」、それに対して実現するようにバックキャスティング思考で、状況変化に応じた打ち手を講じていく。これを続けることで、私たちの今までの会社の道のりはつくられていったように感じています。

　また、この「未来を思い描く」際に、私たちの企業では創業してからここまで「あまり事前の情報を調べすぎない」ことを意識していました。もちろん、

事業のバッティングを防ぐために最低限市場で行われていることや関連法規などは頭に入れましたが、事前情報に捉われすぎて思考の広がりや柔軟性を失ってしまうことを避けていました。

このように「可能な限り自分たちの自由な発想やインスピレーションを信じて、身を任せた」ことも大きな成功要因の一つだったと振り返ります。実際に産業の事業のみならず、様々な事業体を構築する上で既存のモデルを参考にしすぎないことは強みになっていきました。

「Canvasは今後どうなっていくのですか？」という質問を様々な場所でお受けします。今考えていることとしては、企業と個人の健康と経営のデータ分析と改善策の提案を行えるようにシステム開発を進めること。また、FCを中心とした事業の全国拡大を進めて、現在でも起こっている都会地や中国地方での事業拡大をさらに加速させること。そして、研究成果と現場実践を体系化して業界全体で広げることで、産業分野の作業療法領域を構築し、現職者の教育システムをアップデートしていくことなど、日々いろいろと今後の展開について考えを深めています。

いずれにせよ、これまで大切にしてきた「ともに幸せな未来を描く」というビジョンを胸に、私たちだけでなく今までご一緒に会社を「共創」してきたあらゆる方々、そしてこれから出会う方々と「ともに」歩んでいこうと心に決めています。

さて、これから誰とどんな未来を描いていけるか。小さな物置きから2人で始まったこのベンチャーの成長と変化に、まるで子どものように毎日ワクワクしています。

「職業病」に対して、作業療法士は
どのように専門性を発揮できるのか
Canvasの考えや関係する理論を
体系的にまとめる。

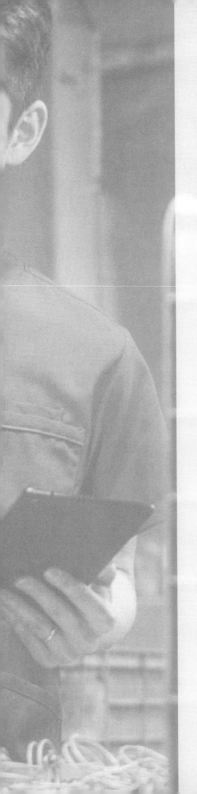

Part 2

働く人たちと
「ともに作業療法を創る」

働く現場で作業療法士は、どのように専門性を発揮できるのか？

1 ▪ なぜ「職業病」に着目する必要があるのか？

「職業病」と聞くとみなさんはどういったものを想像しますか？ 例えば、臨床で働く作業療法士や理学療法士の方であれば、リハビリテーションの実務の中での「腰痛や膝痛」などの発生をイメージするかと思います。もしオフィスワーカーであれば、パソコン画面を注視することによる「肩こりや目の疲れ」などを挙げるかもしれません。このように働いている環境や立場などでも「職業病」という言葉の捉え方は様々だと思います。

一般的に「職業病」は「職業の特殊性によって引き起こされやすい病気や健康被害」を指す言葉だといわれています。例えば、炭坑夫や石工の珪肺、化学工業での中毒、チェーンソーや鋲打ち器による手の末梢循環障害、タイピストやキーパンチャーの手指の腱鞘炎などが代表的なものだといえます。

このように、狭義の解釈では「仕事による疾病」を指す職業病ですが、私たちはこの言葉をより広義の意味で捉えています。例えば「スーパーで品出しを担当している人が、プライベートの買い物でも商品がキレイに並んでいるか気になってしまう」ことや「スポーツトレーナーが道を歩いている人の姿勢や動作が気になって分析してしまう」など、一般的には特定の職業につく人に見ら

れる心理的な癖なども職業病と呼ばれることがあります。このように世間では単に疾病のことだけを指すのではなく、非常に幅広い意味で用いられている言葉であると考えています。

　私たちは、この広義の「職業病」の領域を**3つのカテゴリー**に分類して解釈をしています。一つ目は主に特定の職場や業種において、長期間にわたって行われる作業によって発生する「**身体的要因**」です。特定の業種において、長時間、同じ姿勢を続けたり、動作を繰り返したりすることは、身体への負担を増やし、その結果、痛みなどを引き起こす可能性があります。例えば、草刈りの現場で長時間、草刈機を取り扱うことで前かがみ姿勢の負荷がかかり、腰痛が発生することなどが、それに当たります。

　二つ目は仕事を原因としたストレスによる負担などの「**心理的要因**」です。職業特性上、精神的な負担が大きい場合には、ストレスや心身の疲労が蓄積され、様々な問題を引き起こすこともあります。特に営業職や接客業など対人の感情労働と呼ばれる部類の仕事では、よりこうした心理的な問題は生じやすいでしょう。

　三つ目は仕事上での身体・心理的変化を「仕事上起こる仕方がないもの」だと捉えてしまう認知や、そういった雰囲気が職場に蔓延してしまうなどの「**社会的要因**」です。職場で職業病の現状を諦める文化や風土があった場合には、そもそも解消すべき問題であると考えず、職場内で放置されることも考えられます。

　私たちがこれまでかかわった建設業の会社で「**職人たるもの、身体の痛みに耐えてこそ一人前だ！**」という言葉を実際に聞いたことがありますが、それぞれの職業の世界には、根深い昔ながらの認識があります。

このように職業病は「身体的・心理的・社会的」の様々な切り口で会社全体の健康管理に影響を与えます。働く人たちの健康が脅かされることにより、会社の生産性の低下、離職退職者の増加、社会的信用度の失墜など、幅広く経営そのものにも影響を及ぼすことは容易に想像ができるでしょう。

　わが国では、将来的な労働人口の減少を見越した人的生産性の向上が企業の重要な課題となっていることから、企業の従業員への健康配慮の必要性が高まってきています。そうした背景から近年「健康経営」という概念が急速に一般社会に広がっています。

　「健康経営」とは、アメリカにおいて1991年に出版された「The Healthy Company」[1] の著者で、経営学と心理学の専門家であるロバート・ローゼンらが提唱した概念です。従業員の健康増進を重視し、健康管理を「経営課題」として捉え、その実践を図ることで従業員の健康の維持・増進と会社の生産性向上を目指す経営手法のことです。

　経済産業省では、この「健康経営」に係る各種顕彰制度として、2014年度から「健康経営銘柄」の選定を行っており、2016年度には「健康経営優良法人認定制度」を創設しました[2]。このように優良な健康経営に取り組む法人を「見える化」することで、従業員や求職者、関係企業や金融機関などの各利害関係者から「従業員の健康管理を経営的な視点で考え、戦略的に取り組んでいる企業」として、社会的に評価を受けることができる環境を整備しているのです。

　この世の中の「健康経営」を推進する流れは人々の健康にかかわる医療従事者にとっても非常に強い追い風になると私たちは考えています。健康経営の概念の広がりを受けて、より一層企業に対して専門性をどのように発揮できるかを社会から問われているといえるでしょう。特に「職業病」と呼ばれる領域は、

その特性から「身体的・心理的・社会的」要因が複雑に絡み合います。そのため、包括的に個人や集団、活動や環境などを評価して対応策を示す、外部の専門家が必要となるのではないでしょうか。

こうした健康経営の領域が取り扱う会社の様々な課題に対して、「職業病」という概念を切り口に「作業療法の観点」を生かすことで寄与できると私たちは考えています。

2 「作業」の観点でつなぐ「仕事」と「経営」

「健康」と「経営」の観念がどのように関係しているかについて、これまで社会の一般的な認知が十分に追いついていない現状がありました。そのため、実際に私たちが衛生管理者の配置義務がない50名以下の中小企業に訪問すると、従業員の健康管理がおざなりになっている様子も散見されます。

職業病が原因で従業員が十分なパフォーマンスで仕事に従事できなくなると、企業にとっての様々な問題が生じます。生産性の低下や、退職者の増加、企業に対する社会的なイメージダウンによる採用の問題などがその一例ですが、そのような「目に見える経営課題」に発展しないと経営者が問題を認知することは難しいのです。

いわゆる「健康経営の観点がうまく機能していない」会社は、従業員の健康状態に対して、関心が薄い経営者と健康に働き続けることを諦めている従業員の双方の理解が不十分になり、そのミスマッチによって生まれてしまいます。そうした会社では「経営」や「従業員の健康」といった概念が、それぞれ乖離した状態が起こってしまいます。

私たちはそうした現場で作業療法の観点がどういった強みを発揮できるかについて、「2点のポイント」があると考えています。

　1点目は「健康と経営を作業でつなぐ」ことです。作業療法における「作業」とは「その人にとって意味と目的のある活動」を指します。仮に会社組織において、経営者の「作業」が「経営状態をよりよくして会社を存続させ社会に寄与したい」というもので、従業員の「作業」が「健康に長く安定的に働き続けたい」というものであるならば、それぞれの「作業に焦点を当てる」ことで、その接続点が見えてきます。その接続点こそが「会社の作業」であると言い換えることもできるでしょう。

　作業療法士が「作業」を焦点に当てて、会社が必要としている「経営指標と健康」のつながりを、経営者や従業員に「翻訳する」ことで、組織全体の新しい健康への認知を促すことができる可能性を秘めていると私たちは考えています。

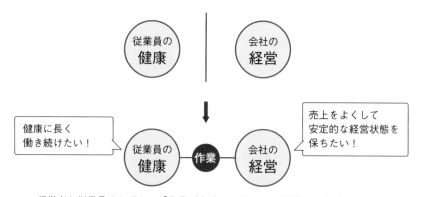

経営者と従業員それぞれの「作業（意味と目的のある活動）」に焦点を当てて、
思いに伴走することで「健康」と「経営」の観念の接続点を見つける

図1）企業における「健康」と「経営」の観点を「作業」でつなぐ

2点目は作業療法が、これまで培ってきた「クライアントとの共創」を主軸とした考え方です。会社の経営者や従業員とともにプロセスを導き出すという考え方は、作業療法のプロセスの考え方にもつながる部分があります。

　アメリカ作業療法士協会が発行している「Occupational Therapy Practice Framework: Domain and Process 3rd edition」[3] によると、評価、介入、成果の各プロセスにおいて「協働」がすべての中核に示されています。

　私たちは「作業療法の観点を生かしたコンサルティング」で、企業の分析や健康管理や予防策の提案など、作業の観点から一貫して会社の「**健康経営の文化の共創者**」となることが、企業の生産性向上などの重要なアウトカム（効果判定）を達成するための有効な手立てだと考えています。

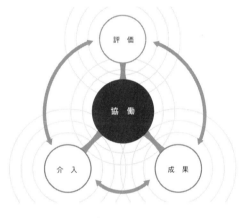

図2）作業療法のプロセス

　その他にも職場の現状に対して、作業療法士は職業領域の広さから、分析に基づく作業内容の見直しや作業姿勢の改善、運動やストレッチなどの身体活動の導入、メンタルヘルスのサポートなどの身体面、精神面、作業面などの個人的要因のみならず、会社の従業員や管理者、経営者との関係構築などの集団の心理など「個人と組織のオールラウンダー」として幅広く対応することが可能です。

このように現場や作業療法士の職業特性だけを見ると職業病の原因を本質的に分析し、健康経営を推進するための専門的基盤がある職種だといえるでしょう。しかしながら、わが国においては、作業療法士という職種が労働安全衛生法に具体的に役割を明記されていないことなどが大きな障壁となり、作業療法の専門性を生かした一般企業の健康促進への取り組みは、過去にほとんど例がないのが実情でした（国外では産業領域に作業療法士が実際にかかわることがあるようです）。

　そうした背景を受け、社員が健康的な状態で働ける環境を支援するモデル構築を実現するため、私たちは現在「ベンチャービジネス」として、作業療法の専門性を生かした、職業病の解決を目的とした健康経営コンサルティングを展開しています。

　ここからは作業療法の観点を生かして、私たちが普段どのように会社の健康経営に寄与しているのかについて、現段階で考えている「5つのステップ」で紹介していきたいと思います。

　ただ、あくまで会社の健康経営にかかわる手段は、業種や環境などに応じて大きく変化すべきもので、どんな会社や業種にも当てはまる、決まったやり方があるわけではありません。

　医療従事者のみなさまは「自分の専門性を生かすなら、どういう切り口があるだろう？」と、そして、一般の方々は「もし自分の会社に応用したらどうなるだろう？」など、それぞれの立場やものの見方で、想像を膨らませながら読み進めていただけると大変うれしく思います。

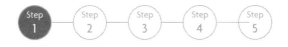

Chapter 2

職業病による会社の
「労働生産損失」を
可視化する

1
なぜ会社の労働生産損失を可視化する必要があるのか？

「職員が健康になることで具体的に、経営にどんなメリットがあるんですか？」

　これは私たちが事業を創り上げた当初に、中小企業の経営者と面談をする中で、多く聞かれた言葉です。従業員の健康が会社の見える業績に、どういった影響を及ぼすのかについては可視化が難しく「なんとなく理解はしているけど、詳しくは説明できない」という感覚の経営者の方が大半だと思います。

　国外では健康経営に取り組む企業は、株価が高い傾向にあるという研究[4]もなされています。しかし、健康というものは目に見えづらいもので、様々な要因がかかわってくることから、長い年月を経ないと健康が経営に与える影響を実感することは困難です。また、健康経営に取り組んだからといって、必ずしも企業の経営状態が改善するとは限りませんし、実際に取り組むためには、相応の費用や時間をかける必要があります。

そうした様々な難しさからも「従業員の健康にコストをかける」という経営判断まで行き着くのは、医療従事者が考えているよりも遥かに高い「壁」があります。

　そうした「壁」を超えて会社の健康経営に踏み込む場合、私たちが意識していることがあります。それは「相手の課題に対応した指標」で納得感を得られるかという点です。会社の決済者が経営者の場合、重要となってくる指標の一つとして、しばしば「労働生産性（従業員が働いて成果を上げること）」が挙がります。

　なぜなら、どんな会社・経営者でも常に財務諸表と向き合いながら、お金の流れを把握して会社の利益を高めていく必要があるからです。それを怠っていては会社の経営がうまくいくはずがありません。「お金」というのは経営において血液のようなものであり、最重要指標の一つなのです。この経営者の「経営という作業」に寄り添うことができるかどうかが、企業へのかかわりの第一歩であると日々の実践で感じています。

　そうした中で、健康という目に見えないものをお金とつなげて理解に落とし込む上で「労働生産損失」を可視化することが有効であると私たちは考えています。経営者にとっての言語である「経営」と医療従事者にとっての言語である「健康」がつながる第一歩として、経営者に「健康経営への関心や意義を見出し、取り組みの必要性を理解してもらう」ことが重要となります。

　労働生産損失を可視化する評価は世界中で複数存在していますが、その中で私たちがよく研究や実践で用いているのが「The Quantity and Quality（QQ）method（QQメゾット）」です[5]。QQメソッドとは、4項目で評価する疾患特異的尺度であり、無料で利用が可能です。疾患特異的尺度であるため、プレゼ

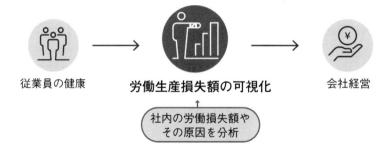

図3）従業員の健康問題を「労働生産損失額」で可視化する

ンティーズム（心身の不調を抱えていながら業務を行っている状態）の原因が
可視化しやすく、施策の検討にも用いやすいという特徴があります。

　実際に中小企業の職員を対象にQQメソッドで評価を行うと、疾患ごとに1
年間で、どれくらいのプレゼンティーズムによる損失額（仮定値）が出ている
かを円単位で可視化することができます。また別の質問項目と紐づけることで、
部署ごとにどういった年代でどういった症状が出ているかなどもわかるので、
職場での現状把握が非常に行いやすくなります。

2
■ 従業員が健康状態を損ねることで起こる会社の損失とは？

　ここで評価の活用事例を一つ挙げたいと思います。実際のある建設業におい
て、職員のぎっくり腰やヘルニアによる休職、退職が多発していました。現場
では数人でチームを組み仕事を行うため、1人が休むと出勤している従業員に
負担がかかります。その結果、出勤している従業員たちへの業務負担が増し、
腰痛症状が現れることがありました。また、現場が止まることで計画工程の遅
れも発生していたのです。

これは仕事ができない状態、いわばアブセンティーズム（従業員が会社を病欠・病気休業している状態）と呼ばれる損失でもあるのですが、プレゼンティーズムに該当する職員にヒアリングをすると「本来一人でできる作業を腰痛が原因で二人がかりでしている」「今までは休むことなくできていた建設作業が途中痛みで休むようになった」など、パフォーマンス低下を起こし、作業効率に影響を与えていたことが見えてきたのです。

　私たちはこうした「隠れたプレゼンティーズム」を炙りだして、健康課題が経営にどうつながるのかを労働生産損失額という形で示しました。すると、経営に直結している健康課題を数値にして把握・管理することにより、経営者が経営改善に向けて従業員の健康を守るアクションを起こし始めるのです。このように労働生産損失の可視化が経営者の価値観や認識が変化する「契機」となったのです。

　個別の従業員の身体面の評価やヒアリングを行っていると、多くの現場のリアルな情報が集まってきます。例えば、ぎっくり腰が起きて数日休んでいた職員が復帰しても、「どこかに違和感がある」「機器を持ち上げることが怖い」「仕事を行う際には加減するようになった」と話されることがあります。そして、それを周りに知られることを避けるように、症状を隠して仕事に臨む方も多く見られます。

　また、慢性腰痛に伴って「痛みの破局的思考」といった状態を呈することも多いといわれています。「痛みの破局的思考」とは反芻（痛みのことばかり考えてしまう）、拡大視（痛みが自分の中でどんどん大きくなる、痛みの部位が増える）、無力感（やる気がなくなる）の3つの要素から成り立っています[6]。こうした状態は業務のパフォーマンスを低下させる大きな要因になりうるでしょう。

さらには腰痛になったことで、「将来さらに腰痛が悪化するのではないか？」「もう治らないのではないか？」と悲観的に考えてしまう「運動恐怖感」から就労障害の予後に影響が出るといわれています[7]。これにより、腰周囲の筋力が低下したり、動作の癖が強くなり、身体的負荷に耐えることが一層難しくなってしまいます。

　　「従業員の健康は個人で守るもの、何が起こっても従業員の自己責任でしょう」
　　「経営者としては、個人の健康に対処しようと思っても手の打ちようがないんだよね」

　このような経営者の考え方は、知らず知らずのうちにマイナスの心理状態に影響します。すると、従業員の健康状態に負の影響を及ぼしてしまい、対処しようにも症状が重度化して手がつけられない状態に陥ることがあります。放置することにより、職員はどんどんパフォーマンスを落としてしまい、時には休職・退職し、貴重な人材を失ってしまうことにも発展しかねません。

　実際に私たちがかかわってきた中小企業の中には、「**職員が大量に辞めて初めて、職員の健康を守ることの重要性に気づいた**」と話される経営者が複数いらっしゃいます。従業員の健康管理を会社単位で取り組むことのメリットは計り知れません。それを実現するためには経営者や上司、同僚のサポートが必要不可欠であり、働く全員の認識を合わせていく、つまりは「**文化を構築していく**」ことが重要となります。

■ 労働生産損失を可視化することで会社に何が起こるのか？

　ここまで、労働生産損失を可視化して会社全体で管理していく必要性に関して述べてきました。では実際に、そうした認識をもつことで経営者の感覚は、何がどのように変化していくのでしょうか？

　以下はある製造業の経営者のヒアリングの際の実際の声です。
- 従業員の身体の問題は漠然と把握しているが、なぜそういった事態に陥っているのかがわからず、ラジオ体操などを行う程度しか対応策が浮かばない。
- ほかの従業員に心配や迷惑をかけてしまうのではないかと考えて、我慢して悪化させてしまい、長期的な欠勤につながるというケースが実際にあった。
- 管理者のところに相談に来る頃には、すでに身体の状態が深刻になっていることが多く、本人にとっても企業にとっても大きな損失になっている。

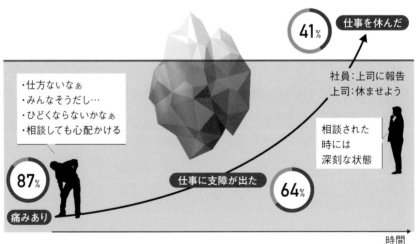

図5）職業病の問題は会社の損失につながっている

左記のようにある製造業で、私たちが取得した従業員データでも社員の87%が痛みを抱えながら働いており、そのうち仕事に支障が出た（プレゼンティーズム）割合が64%、実際に仕事を休んだ（アブセンティーズム）割合が41％と非常に高い値を示したのです。しかしながら、経営者や管理者は実際にその問題がなぜ起こっているのか、どうしたら解決に向かうのかがわからないまま、対策の施しようがないといった状況に陥っていました。

　実際に労働生産損失の可視化や職業病の原因の認知が進むと、経営者や管理者から以下のようなコメントを得ることができました。

・どの部署で、どういった健康問題が生じているかが具体的にイメージできた。ヒアリングなどを行うと、今まで話してくれなかった健康問題がさらに炙り出てきてコミュニケーションが活性化した。
・データと実際の現場分析がセットになることにより、詳細な原因把握ができた。うちの会社の場合はどうしたら、これを解消できるかを外部の専門家のみなさんと一緒に考えていきたい。

　こうして問題が可視化され、経営者の感覚が変わるだけでも様々な影響が会社に生じ、企業は結果として大きなメリットを得ることになると感じています。さらには従業員の立場から見ても、健康課題を可視化することは、その組織の職業病の傾向を理解することができ、対峙する行動につながりやすくなります。

　このように健康経営の第一歩として、これまでブラックボックスだった職業病や、それによる損失を「見える化」することは非常に効果的であると感じています。そのためには、かかわる専門家が経営者の「作業」に寄り添う、つまり「経営的な観点」で、会社をともに見つめていけるかどうかが非常に大切であると感じます。

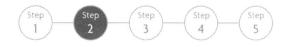

働く現場や組織を「作業」の側面から分析する

1 「PEOモデル」で働く現場を分析する

　日本作業療法士協会は2018年に「作業療法は、人々の健康と幸福を促進するために、医療、保健、福祉、教育、職業などの領域で行われる、作業に焦点を当てた治療、指導、援助である。作業とは、対象となる人々にとって目的や価値を持つ生活行為を指す」と説明しています[8]。作業療法士は作業に焦点を当てた分析を行い、作業遂行を評価することができる職業であり、対象者の「作業」を変えることを重要視しています。

　これまで作業療法は、その長い歴史の中で幅広い「作業の問題」を抱えている人たちを対象としてきました。そうした意味では「企業の現場や働く人々も十分に作業療法の対象」であるといえるでしょう。ここからは働く現場や人、そして組織を「作業の視点」で見ていくことの重要性をお伝えしたいと思います。

　私たちは現場の分析や介入にいくつかの作業療法のフレームを柔軟に用いています。実際の仕事現場を評価する際は、ローらが開発した「人－作業－環境」の3つの枠組み、PEOモデル（Person-Environment-Occupation Model of Occupational Performance)⁹⁾ の視点を用いることが有効になります。

このモデルにおいて、「人」は、その人の心身の状態や価値観、性格など、「作業」
には、目的や手順、個人やチームワーク、必要なものなど、「環境」には、どこで、
いつ、だれと一緒にいるか、作業環境や人的環境などがそれぞれ含まれます。

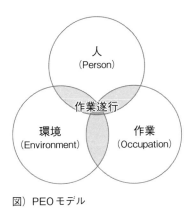

図）PEO モデル

ここで「PEO モデル」での働く現場の評価の例を挙げてみたいと思います。
次頁は、建設業における「人－作業－環境」の具体例です。

わが国において PEO モデルは、これまで一般的に病院や施設の作業療法場
面での評価に用いられることが多かったモデルですが、このように「職場ごと
の個別性をまとめて整理、表現する上での応用は十分に可能」であると考えます。

これは活用の一つの例ですが、ある林業の会社では、炎天下に屋外で草刈り
を長時間行っており（環境）、草刈機を扱うときに、特に屈んで作業を続けて
いる様子（作業）を現場分析で感じました。実際に従業員とお話をすると腰痛
発生者が非常に多く、股関節の伸展制限がほとんどの方に生じており（人：身
体）、みなさんがそれを我慢して諦めている様子（人：心理）が見えてきました。

人	・心身の状態：長時間の重労働による疲労やストレス、高所作業による高所恐怖症など ・価値観：安全第一や品質重視などの共通の価値観 ・性格：チームワークを重んじる、粘り強く課題に取り組む、正確性を求めるなど
作　業	・目的：建物や構造物の建設、改修、補修 ・手順：地盤調査、基礎工事、鉄骨組立、配管・配線工事、内装工事など ・個人・チームワーク：個人での作業や、職種や工程ごとに分かれたチームでの作業 ・必要なものは何か：資材、機材、工具、図面、安全器具など
環　境	・どこか：建設現場、工場、事務所、出先など ・いつか：天候や季節、建設スケジュールなど ・だれといるか：現場監督や顧客、協力会社、同僚など ・作業環境：高所、狭小空間、悪天候、騒音や振動など ・人的環境：プロジェクトの進行状況やトラブル、現場でのコミュニケーションなど

　この会社では実際に、現場作業の特性による身体の問題が職場全体に定着しており、そこをターゲットとして切り込むことで、腰痛発生者の大半が改善しました。このように「人－作業－環境」の側面から分析を進め、それらの関連性を分析することにより、職業病がなぜ生じているのかといった要因が明らかになっていきます。

2
■ 職場全体や組織を 「作業のトランザクショナルモデル」で評価する

　さらに評価する対象が「会社組織」の場合、より多面的な分析・評価が必要となります。具体的には、組織のビジョンや戦略、人事制度や組織文化、コミュニケーションのあり方、業務プロセスやシステム、リスクマネジメントの体制、各種業績、顧客満足度や社会的責任など、会社組織の多岐にわたる要素を評価していくことが必要です。

　私たちは職場を多面的に分析する上でのフレームワークとして「作業のトランザクショナルモデル」を応用しています。作業のトランザクショナルモデルは、2019年にフィッシャーらが提唱したもので、作業療法の領域で最も広く用いられているモデルの一つです[10]。

　あまり聞きなれない「トランザクション」ですが、以下のような説明がなされています。
- ・従来の捉え方であるインタラクション（interaction）を超える
- ・それぞれの要素がお互いに影響し、変化し、分けることが難しい状態
- ・それぞれの要素が、意味や形を変化させ、調和し合っていく状態

　このような幅広い概念であるからこそ、複雑性の高い組織の評価に用いやすい背景があります。「職業病」と呼ばれる作業遂行を阻害する組織の問題は、環境的要素、課題的要素、クライアント要素、時間的要素など、幅広い要素が混ざり合うようにかかわっています。作業のトランザクショナルモデルは、その全体の分析に有用であり、働く現場の分析で用いるPEOモデルのみでは、会社組織など広範囲な分析において見落としが生じやすいと考えています。

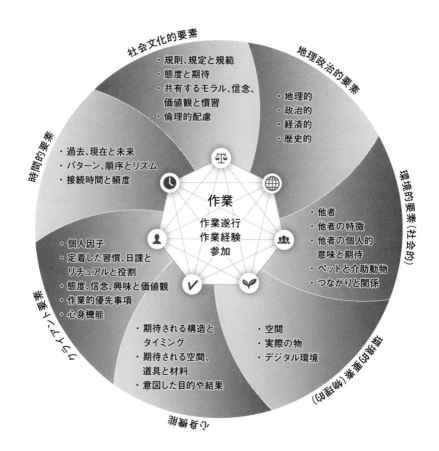

図：作業のトランザクショナルモデル

　次に、作業のトランザクショナルモデルのそれぞれの要素で職場の問題を見た時にどう考えているのか、イメージしやすくするために架空の建設会社で具体例を挙げて説明します。

■ A建設株式会社（建設業）

　所在地は地方都市（人口20万人規模）。創業50年で、会社は初代から2代目へ代変わりしている。2代目は30歳代で経験不足ではあるが若く勢いがある。

　従業員15名。主に公共事業として鉄筋、水道、電気など幅広く事業を受けている。

「現場の特徴」

- 現場は資材の搬入時の重労働、現場の振動や騒音が強い傾向にある（環境的要素）。
- 高所での作業が多いため作業員は常に安全に留意する必要があり、基本的に重量物を手で持つことも多い。日々の身体のケアが必須である（課題的要素）。
- 現場監督が各セクションにおり、常に現場の進捗管理などを行う。従業員は作業の工程を常に現場監督に報告する役割がある（クライアント要素）。
- 現場全体は何よりも「安全第一」を掲げており、工期よりも従業員の安全が優先されるという価値観がある（クライアント要素）。
- 工期が遅れてしまった時は時間外で出勤したり、休み返上で作業をすることがある（時間的要素）。

「会社文化」

- 経営者も作業員として現場に入ることがあり、従業員からの悩みを直接聞いたりすることも多い（社会文化的要素）。
- 従業員のコミュニケーションや身体のケアを目的にラジオ体操が習慣となっている。また休憩時間は喫煙所でタバコを吸いながら談笑することが習慣である（クライアント要素）。
- 組織全体は社長や現場監督を中心にまとまっており、仕事後に飲みにいく

ことが多い。社員旅行は年に1回。全体的にチームワークはとれている（社会文化的要素）。

「背景要因」
・ 地域の企業であることから昔ながらの感覚で仕事をしている人が多く、他業種と比較して給与面が安い傾向にある（地理政治的要素）。
・ 創業50年で地方の公共事業の受け皿として、橋の修繕や公共施設の建築などを受注している（地理政治的要素）。
・ 交通面では自家用車を使わないと会社や現場まで移動が難しく、全員自家用車持ちである（地理政治的要素）。
・ 職場内の人間関係は良好、経営者から従業員までが円滑なコミュニケーションが可能（地理政治的要素）。
・ 社内、社外で特定の政治団体の関与がある（地理政治的要素）。

このように組織経営もまた、多くの要素から成り立った一つの「作業」であり、クライアント要素、社会文化的要素、時間的要素、地理政治的要素が複雑に影響します。現場への介入において解決策を導き出す上で、トランザクショナルモデルが取り扱うような、複数の視点からの分析が必要になることがあります。

PEOモデルやトランザクショナルモデルは個人だけではなく、働く現場や組織を幅広く捉え、分析するのにも非常に有用な考え方であると私たちは考えています。いずれにせよ、身体や活動など個々の事象のみに目を向けるだけでなく、それらのつながりを、働く人たちにとっての意味のある営み、つまり「作業の視点」で多角的に捉えることが重要です。

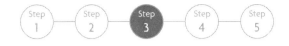

情報を共有し、職業病に対する「認知を変容」させる

1 職業病に対する認知を変えることの重要性

　私たちが企業分析の中でヒアリングに入って、現場で働く従業員と信頼関係が構築できた時に、堰を切ったように健康に関する、こんな声をお聞きすることがあります。

　　「職業病だから身体が悪くなるのは仕方ないこと」
　　「この仕事についている限り仕方ないものだよ」
　　「この症状は一生付き合うものだからなぁ」

　当初、調査に赴いた大半の職場で共通してこういった声を聞き、驚いたことを記憶しています。ここからほとんどの方々は、そもそも職業病を「**解決できない課題**」として捉えていることが見えてきたのです。

　また、職種によっては、こうした身体に関する問題を職場内で表面に出すことが、どこか「逃げ」や「甘え」のように捉えられてしまう文化もあるようです。そのため、普段はそういった感覚を職場内で共有する機会が非常に少ないのです。

さらに従業員は、特定の職場で同じ価値観をもった人たちと働くことが多いので、外部の視点が取り入れられることが少なく、より現状の感覚が当たり前だと思う傾向もあるようです。こうした背景から、「<u>**共通の健康課題を解決するために職場内で協力する**</u>」という考えを定着することのハードルは非常に高いといえます。

　実際に私たちがかかわった企業では、オフィスワーカーは長時間のパソコン作業で目の疲れが当たり前であり、頭痛や肩こりによる痛みと闘いながら仕事をするケースが多く、保育業では０歳児から５歳児といった背丈が低い子どもたちが対象で、かがみ姿勢や抱え上げで腰や膝にダメージが蓄積しやすいのです。そして着目すべきは、やはりそれぞれが、その負担を「<u>当たり前</u>」「<u>仕方がない</u>」「<u>我慢するしかない</u>」と認識していることです。

　こうした現状に対して、従業員個々の分析やアプローチだけでは、職場への浸透や継続性という点において十分であるといえるでしょうか？　私たちは「<u>本質的な職業病の解決</u>」のためには、クライアントがどう健康課題を感じているのか、こうした個々がもっている健康課題を共有することにより、組織の認識を変え、解決に向かう文化を構築することが重要だと考えています。

　私たちが働く現場における健康課題について、経営者、管理者、従業員で話し合う場として、よく「<u>**ワークショップ**</u>」を活用します。会社のメンバーが一緒になって、仕事を効率よく行うために、どのような健康課題があるのか、それに対して、お互いがどのように感じているのかなどを「<u>**オープンで安全な場**</u>」を設定して話し合っていきます。

このワークショップで私たちが常日頃意識しているキーワードがあります。それは「**課題を顕在化させて共有すること**」です。

　職業病は、長期的な労働によって徐々に顕在化することが多く、本人が自覚していない場合があります。そのため、予防的な取り組みが重要ですが、病院などにかかる患者とは異なり、職業病に対する認知度や重要度は低く、「課題が潜在化」している場合が多いのです。

　まずそこの壁を越えないと、会社の中で「取り組むべき問題」というふうに認識することすらできません。まずは職場の中で潜在化している職業病の課題を顕在化することが何よりも重要です。

　また、私たちも恥ずかしながら病院勤務時代に地域に出た際に経験があるのですが、専門家が陥りやすい失敗パターンとして、「**良かれと思って解決策を提示してしまう**」ということが挙げられます。

　相手の中では課題感が認知、共有されていない中で、解決策を提案したところで、本人たちの「自分ごとの課題になっていない」のです。それでは解決策が職場に根づくことも、それぞれが協力して真剣に取り組むこともできません。

　医療機関の場合、前提として対象者は「医療職を必要としてきてくれる」ケースが大半です。一方、会社組織内には健康に対して関心がある人もいれば、無関心な方もいます。医療でのリハビリテーションの現場はある意味、課題が「顕在化」した状態といえるでしょう。そのため、「何らかのニーズがあるのは前提で、どうやって質の高い医療を提供するのか」が命題となりやすいのです。

しかしながら、こうした「潜在化した課題」を取り扱うシーンにおいては、その前提が完全に崩壊してしまいます。それにもかかわらず、産業分野で医療職がかかわる場合に、医療現場で行っている意思決定の感覚のまま、働く現場のみなさんとかかわってしまうケースは非常に多いと感じています。そもそも「前提として戦う土俵やルールが違う」わけです。

2 働く人たちの「合意」を得て「行動変容」を促す

　健康課題を解決する上で「どのように対象者に気持ちよく解決に向けて行動してもらえるか」ということも重要になります。対象者の行動変容を支援する上で私たちが参考にしているモデル「統合的行動モデル」と「行動変容ステージモデル」をご紹介します。

　「統合的行動モデル」は、行動の変化には認知、感情、行動、環境の4つの要素が関与するとし、これらの要素を統合的に考慮しながら、健康行動を促進することを目的としたモデルです[11]。健康行動を行うには、自己効力感や意図、習慣形成などの「認知的要因」、自己効力感や情動などの「感情的要因」、行動の可否や習慣形成などの「行動的要因」、社会的支援や環境の整備などの「環境的要因」が重要になるとされています。

　このモデルにおいて注目すべき点は、人が行動する背景には「組織の規範や文化」が存在するということです。健康経営を進める上で必要な「行動が許される組織の規範や文化」は、外部から直接的に「操作」することはできません。したがって組織の構成員が「いかに解決に向けて自発的に行動してもらえる」かが重要になります。

職場が「**職業病について話し合ってもいいんだ**」という安全な場になっている場合、つらく、なんとかしたい課題を黙っておく必要がなくなります。こうした状態になるためには経営者・管理者・従業員とともに時間を共有し、議論することが重要です。私たちが合言葉のように大切にしている言葉でもありますが「ともに創る」といった視点をもってすべてのプロセスに取り組むことが必要です。

また、組織という集団にかかわる上で、個人レベルだけでなく組織全体に行動変容を起こすことが重要になってきます。その際に参考にしているモデルが「**行動変容ステージモデル[12]**」です。

「行動変容ステージモデル」とは、人がある行動をとるまでの過程を「段階」として表現したモデルです。具体的には、以下の5つの段階があります。

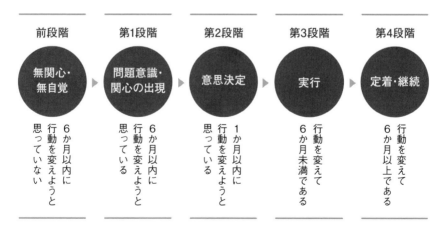

前段階	第1段階	第2段階	第3段階	第4段階
無関心・無自覚	問題意識・関心の出現	意思決定	実行	定着・継続
6か月以内に行動を変えようと思っていない	6か月以内に行動を変えようと思っている	1か月以内に行動を変えようと思っている	行動を変えて6か月未満である	行動を変えて6か月以上である

図）行動変容ステージモデル

参考）

このモデルでは、人が行動を変えるまでには段階を経る必要があるとされています。そのため、健康課題を解決する上で、人がどの段階にいるのかを理解し、それに合わせたアプローチが必要となります。

これらのモデルが現場の課題に対して良い形で活用できたケースを紹介します。1点目は従業員が分析や取り組みに対して「半信半疑」であるケースです。実際の企業にかかわる中で従業員から「そもそも運動なんて効果があるの？」といった半信半疑である様子が時折見受けられます。こうした状況下で重要なのは、自分が働いている業種において、どのような問題が生じているかについて知識を取り入れ、そこにかかわることで変化が生まれることを「実体験」することです。

ワークショップ内では、従業員の方の身体をお借りして、説明を加えながらセルフケアによって身体を変化させるデモンストレーションを行うことがあります。こうすることで、従業員がセルフケアに取り組む上での重要性や効果を実感してもらうことができます。

実際にこうしたアプローチで今まで関心がなさそうだった従業員からも「こんなに変化するんですね！」「自分に合った方法で早く実践したい！」といった感想をいただくことがあります。その感想を職場全体にも共有し、その後は全体で体験会を実施します。

このように、共同での体験の中で認知を変化させ、感情に訴えかける体験により、健康づくりに対する組織のコンセンサスを構築することができます。これは「規範や文化」を構築するための基盤となり得ます。こうしたかかわりが有効なケースは多く見られます。

2点目は会社の健康づくりの仕組みについて、従業員同士の「課題感に差異がある」というケースです。「自分はやりたいけどみんなはどうだろう？」「自分は身体のことでそんなに困ってないから」など個別にヒアリングした際に従業員から聞かれる課題感は様々です。そこで最初に取り扱うべき課題として私たちがよく用いるのが「〇〇問題ワーク」です。

　この〇〇の部分には従業員のみなさんから出てきた、日々の健康課題をまとめて抽象度を上げた表現が入ります。例えば「30代職人肘、膝が硬くなる問題」「痛みがあっても表に出せない問題」といったような、会社で起こっている問題をキャッチーに定義づけるのに有効なまとめ方法になります。このようにそれぞれ仕事をする上で、どのような健康課題が問題となっているのかを全体の場でまとめていきます。

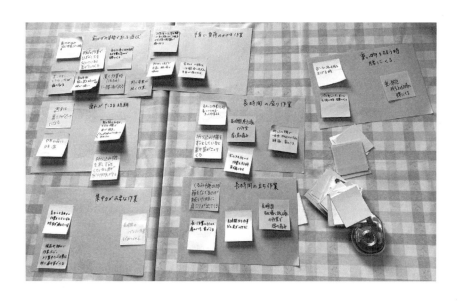

写真は実際にある製造業で行ったワークショップにて職員が出した意見です。課題だと感じている人もそうでない人も、「あの人、あんなに悩んでいたんだ」「自分も身体を大事にしなきゃ」などと同じような課題感をもっていたことが可視化されて、お互いに共有することができます。そうする中で従業員が無関心期から関心期へ移り変わっていきます。また、管理者も一緒になってこのワークショップに参加してもらうため「今までこんな感想を聞いたことなかった」「こんなに悩んでいたのか」など、周囲の状況を適切に理解することができます。

　こうしたクライアントの「認知を変容させるプロセス」は、健康経営にアプローチする際に重要な「入口」となります。企業はその複雑性からセオリー通りにいかないことが多いですが、これら様々な理論を状況に合わせて組み替えて柔軟に支援を進めることが重要です。

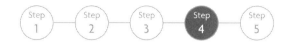

経営者・管理者・従業員と解決策を「ともに創る」

1 解決策を導き出す際の「共創」の重要性

　ここまで何度も出ているキーワードですが、解決策を構築する際は、「ともに創る」という視点で取り組むことが重要です。なぜなら、従業員一人ひとりが、自らの健康行動を「**自分ごととして**」意欲的に実践することが企業での健康管理においては必要不可欠であるからです。

　また、従業員が自分自身の健康に対する認識を深め、自発的に健康づくりに取り組むことと同じくらい重要なのが「**従業員同士が互いに支援し合い、健康行動の習慣を共有すること**」です。健康行動を個人で行うだけでは、会社全体の健康管理に対する「規範や文化」は生まれません。

　こうした「健康経営の文化をともに創る」コンサルティングで私たちが参考にしているのは、エドガー・シャインが提唱する組織開発の概念である「**プロセス・コンサルテーション**」の考え方です[13]。

これまで説明してきたサービスフローにもプロセスコンサルテーションの問題解決の段階モデルを取り入れています。シャインが提唱するプロセスコンサルテーションとは、組織内の問題解決にあたって、関係者が自らの力で解決することを目的としたコンサルテーション手法です。

　プロセスコンサルテーションは、組織内の問題解決にあたって、専門家だけが答えを出すのではなく、関係者が自らの力で解決するためのフレームワークを提供し、関係者が自ら考え、行動することを促すことを目的としています。

　これは実際の現場での失敗談なのですが、以前、ワークショップを行っている最中に、従業員の方から「強制的にやらされているような感覚がある」といったコメントをいただいたことがありました。私たちはその時ハッとさせられました。解決策の立案、実施に向けて「ともに創っている」つもりが、相手には「これをやってください」と半ば強制的に押しつけているように捉えられてしまっていたのです。

　しばしば、従業員の方々が嫌うのは「立場が上の人間や外部の人間が自分たちにとっての重要な物事を押しつけている」といったコンセンサスが欠如した状況です。そういったことを避けるためにもできるだけ、解決策の立案を職員が自発的に取り組める内容であり、現場に即したものであることが重要です。

　そのため、働く現場での介入において、私たちはいわゆる医療者中心の「パターナリズム（強い立場にある者が、弱い立場にある者の利益になるようにと、本人の意志に反して行動に介入・干渉すること）」ではなく、「シェアード・ディシジョンメイキング（対象者と支援者が、様々な情報についても共有した上で方針を話し合い、その最終決定を支援者に任せるのではなく対象者とともに行うプロセス）」を前提とします。

こうして、「経営者から従業員までが合意できる目標や解決策」をともに決めていくことで、職員のモチベーションが高まり、自発的な取り組みがより促進されていきます。

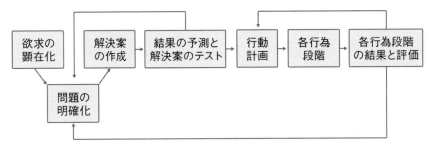

図）プロセスコンサルテーション

参考：シャイン, E.H.ら『プロセス・コンサルテーション—援助関係を築くこと』（白桃書房, 2002）

上記はプロセスコンサルテーションの問題解決の段階モデルを示したものになります。このようなプロセスが組織内の自己解決能力を向上させ、問題解決における参加意識や自己責任意識を高める上では重要となります。

ここから、Step4 経営者・管理者・従業員と解決策を「ともに創る」において、プロセスコンサルテーションの概念をどう取り入れているかを紹介します。

「解決案の作成」においては、拙速に専門家からアイデアを提案するのではなく、経営者や管理者を巻き込んでアイデアを生かしていく必要があります。よく「外部から考えたアイデアが、会社内では全くの見当違いだったりする可能性」があると専門家は胸に刻んでおく必要があります。

「結果の予測と解決案のテスト」では、実際に立案した解決策を講じた場合、

どういった結果が予測されるのかを検討していきます。ここでは偏りが生じないように、個人の経験則や専門家の意見のみでなく既存のデータを用いたり、時には計画的なテストやリサーチに臨む必要もあります。ミーティングの結果、これまでのプロセスを再度協議することも生じてきます。

　その後「**行動計画**」に移ります。この段階では従業員や管理者も巻き込んでワークショップや講義という形で、組織全体としての健康行動の計画を策定していきます。集団での意思決定の場合、反応が乏しい場面から集団の総意に基づく決定まで、非常に様々な介入シーンが想定されます。ここである程度の結果の予測や解決案をもっていかず、ゼロから決めるプロセスに従業員、管理者を巻き込むとうまくいきません。ある程度、専門家と経営者での方向性へのコンセンサスがある状態で、この場に臨むことも重要となります。

　「**各行為段階**」では、実際に組織で立案した健康行動を実施します。例えば、ストレッチや現場の作業プロセスの変更など、ここでの施策は多岐にわたります。この時に重要となって定義された問題と解決策がつながっている感覚があるかどうか、また現場の実情とズレが生じた場合に、その都度最適化ができるように、定期的に実践の状況をモニタリングする仕組みをもっているのかという点も意識する必要があります。

　最後に「**各行為段階の結果と評価**」ではアンケートやヒアリングをもとに、実際に労働生産損失がどのように変化したのか、また組織にとって望ましい変化、望ましくない変化がどのように生じたのか、残課題などを「企業カルテ」にまとめていきます。そして必要であれば最初のプロセスに戻り、会社の課題解決を継続していく形になります。

　なお、Step4のみでなく、Step1「損失の可視化」、Step2「分析」、Step3「認

知の変容」の段階でもこの概念は参考にすることができます。「欲求の顕在化」
は、ヒアリングやアンケートなどで詳細に従業員や管理者が「どういった欲求
をもっているのか」を明らかにして共有することにつながります。「問題の明確化」
は、相手の欲求に応じた問題を提起し、問題をまとめたデータシートを用いて、
経営者と対話・共有し、合意した目標を構築する上で必要な考え方となります。

　どうしてもこれだけでは実際の介入が、どのようなものかが見えてこないか
もしれませんので、ぜひPart5の実際の企業事例とともに対応させながら見て
いただければと思います。このように企業全体とともに健康経営の取り組みを
「共創」していくことで実現可能、持続可能な企業内の取り組みや文化が出来
上がっていきます。

2 なぜ解決策を「ともに」創る必要があるのか?

　私たちがこれまで様々な企業にかかわってきた中で数件、すでに別の運動の
専門家が職場の環境調整やストレッチなどの形で会社に指導したケースに遭遇
しました。しかしながらそれらはどれも会社に対して専門家が一方的に解決策
を提示したケースであり、案の定、その提案内容は会社でほとんど取り組まれ
ることなく消えていっていました。

　私たちが実際の会社にかかわって、解決策が長期間継続しているケースが多
い理由を探るために、従業員の方に話を聞いたことがあります。すると「専門
家のみなさんも含め、私たちでやることを大切だと話し合い決めたんだから、
そりゃあ続きますよ」とコメントをいただくのです。

　私たちの企業での取り組みも、まさに評価の段階から成果を示すまで、クラ

イアントである企業の経営者や従業員との「協働」が中心となっているのです。

　また、実際の介入方法の実施では、個人の価値観や能力と組織の文化や規範などを行き来しながら、その時々で最適な介入策を講じます。現在も私たちがかかわるある保育業の例ですが、休憩時間にストレッチなどを定着するのが、心理的にも環境的にも難しい現場であったため、子どもと遊んでいると勝手に腰痛が緩和されるような、音楽に合わせた「健康遊び」を法人とともに作成して現場に広げているところがあります。

　こうしたスピリチュアリティ（価値観）、アクティビティ（遊び）、エンパワメント（組織など、一人ひとりが本来もっている力を発揮し、自らの意思決定により自発的に行動できるようにすること）など、作業療法にとっての重要な考え方も積極的に介入の中に取り入れています。

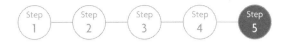

Chapter 6

会社で構築した 健康文化を「持続可能 なもの」にする

1 ■ 会社の中で健康の取り組みを「持続可能なもの」にする

　健康経営を進める上で「ともに創る」という重要なメッセージは、ここまで で感じ取っていただけたのではないかと思います。ただ実際に、それらがうま く進んで会社が自ら健康行動を実践する組織になっても、その「継続や定着」 までには非常に高いハードルがあるのです。

　私たちは健康行動が継続、定着するためにStep3で述べた「行動変容ステー ジモデル[12]」（p83参照）を参考にしています。ただ、無関心期から維持期まで の流れにもっていき、安定させるのは容易なことではなく、この変化のプロセ スが必ずしも順調に進むとは限りません。実際には、よく一度定着した行動が 見られなくなって、また無関心に戻ってしまうといった「逆戻り現象」が起こ ることがあります。

　読者のみなさんも日常生活の様々な場面でこの「逆戻り現象」を体験してい ると思います。例えば、ダイエットをしていた人が、実行期や維持期に入った と思っていたのに、ストレスや誘惑に負けて食べすぎてしまうことや、英語学

習をしている人で仕事が忙しくなって全然勉強をしなくなって、ついには英語そのものの関心が薄れてしまうようなイメージです。

　この「逆戻り」を防ぐためには様々なステージに応じたきめ細やかな対策が重要になります。ここから行動変容ステージモデルに従って「**逆戻りをどのように防いで取り組みを持続可能なものにするのか?**」という点から考えてみたいと思います。

　まず「無関心期」から「関心期・準備期」ではそもそも従業員の危機意識が欠如しており、健康行動を行うことによる効果を実感できないといった状態が見受けられます。ここでは「**危機意識を炙り出すこと**」「**従業員とともに変化を体験すること**」が重要となります。ここで一度関心をもった従業員を逆戻りさせないためには、出てきた関心の芽を素早く次につなぐことが重要となります。すなわち「介入のタイミング」が重要だということです。

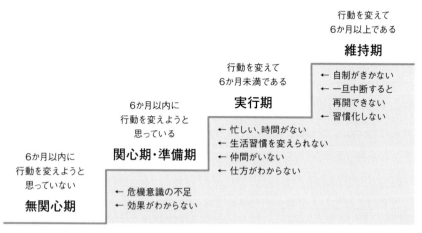

図）行動変容ステージモデルとその阻害要因

参考：筧裕介『ソーシャルデザイン実践ガイド─地域の課題を解決する7つのステップ』（英治出版, 2013）

「関心期・準備期」から「実行期」に移行する際は、実際に集団の力動を活用して健康行動を行う仲間をつくることが重要です。どうしても一人では多忙だったり、生活習慣を変えられなかったりして、こうした行動が継続せず、逆戻りしてしまいがちとなります。職場の通常の業務の中に溶け込ませ、普段の習慣としている活動、つまり朝礼などをうまく活用して、「**自然な形で組織の当たり前**」になるように支援をしていきます。

　「実行期」から「維持期」では、健康行動が単発のものになってしまわないように、定期的な訪問での従業員の「動機づけ」や、取り組み自体に「遊びや競争の要素」を取り入れることも有効となります。業務上、繁忙期などにより、忙しい時期に取り組みが中断してしまい、そこから再開ができないケースもあります。

　ここでは健康行動による効果が、どのように出たかをヒアリングやアンケート、実際のデータとして「**従業員に実体験として感じていただく**」ことも重要です。私たちはフィジカルデータの経時的変化を従業員の方々に確認してもらうことで、維持期への移行が成功した多くの経験を積んでいます。

　このように、健康行動を持続可能なものにするためには、分析や解決策の立案、実施はもちろんですが、人の認識ややる気を高め、健康づくりの習慣を維持するための丁寧なサポートが重要です。特に、維持期では、長期的な目標を持ち続け、モチベーションを保つことが難しく、挫折しやすいため、支援者の適切な伴走が必要になってきます。

　また、健康行動のモチベーションの維持を難しくしている要因として、従業員の「**成功体験の欠如**」が大きく関係していると考えています。成功体験が欠如している場合、従業員は自らのアイデアが実現される可能性が低いと感じるため、職場へ提案する意欲が低下します。また、提案してもかなわない経験が

続くと、従業員は「自分が参画している実感がない」と感じ、組織内の健康行動の文化に参加している意識をもつことが難しくなります。

　ワークショップなどで意識しているのは、そこが参加者全員にとって「安全な場」であることです。従業員がオープンに自分の意見を述べて、それが組織のあり方に反映されていく。そういった成功体験を積み重ねることで、従業員は自分のアイデアが実現される可能性が高いと感じることができ、提案する意欲が高まります。結果として、従業員のやる気やモチベーションが高まっていくことが期待できます。

　「職業病に立ち向かう」という共通のテーマが組織内にでき、それに取り組んでいくことで組織の風土、文化はポジティブな形に変化し、結果として従業員のメンタルヘルス、その他の健康行動全般も変化していく。そういった可能性もこのアプローチの副次的な効果として見逃すことができません。

2 企業にかかわる支援者に必要なマインドセット

　最後に、健康経営に携わる私たち支援者の「マインドセット（心構え）」の重要性について述べたいと思います。なぜマインドセットが重要かというと、企業というのは基本的に医療従事者にとってアウェイ（敵地）であり、想像もしないことがたくさん起きるからです。そこに対しての心構えをどのようにもっておくかが、支援者としてのすべての基盤になると考えています。

　次に私たちが普段から意識している「3つの重要なマインドセット」をまとめてみました。

1）オープンでいること

　相手のニーズを適切に捉え、臨機応変に対応していくためには、支援者が「オープンマインド」であることが必要です。企業支援は集団の中の一人ひとりに合わせたかかわりが必要であり、そのためには相手の気持ちや状況を理解することが欠かせません。立場の異なる相手の意見や感情に耳を傾け、寄り添うことが求められます。

　また、経営者・管理者・従業員からの「赤裸々な意見」を聞けるかどうかが非常に重要です。「医療職だから」という感覚は捨てて、企業との信頼関係を築くために、相手を尊重し、偏見や先入観をもたずにオープンに接することが必要です。

2）ポジティブでいること

　支援者は相手の「可能性や資質」に注目し、それを引き出すことが重要です。相手に対してポジティブな姿勢を持ち続け、サポートを通じて相手が成長し、自信をもてるようにすることが求められます。

　特に会社分析や解決策の立案などでは、全く新しい施策を提案するのではなく現在、会社にあるポジティブな資源をうまく活用することが重要となります。会社の資源をうまく活用できたときには、より会社に健康行動が根づきやすくなります。

3）適切な距離感を保つこと

　健康経営の仕組みを持続可能なものにするためにも、支援者が「適切な距離感」で伴走することが重要です。特に伴走支援においては、支援者が企業や関係者と適切な距離感をもつことが求められます。組織によって適切な距離感は異なり、近すぎても遠すぎても意志の疎通は困難となるでしょう。

相手との信頼関係を損なわず、かつ必要なサポートを提供するための距離感を構築するためには、相手とのコミュニケーション能力、コンサルタントとしての専門知識や経験、組織の文化や特性を理解する能力、また臨機応変に対応するための柔軟性や判断力、そして相手に対する尊重や信頼関係の構築力などが必要になります。

　特に企業へのかかわりが浅い方は、まず、これらの要素を意識して取り組むことが重要かと考えます。実務経験を積みながら、反省や改善を繰り返し、自分なりの心構えを構築することで、少しずつ型ができてくるとCanvasの社員教育の中からも感じています。

　一般企業に対して、医療従事者が健康経営コンサルティングを行うことは、容易なことではありません。しかし、実際に会社組織にかかわる中で、クライアントがダイナミックに変化していく時の喜びは特別なものがあります。様々なクライアントの問題を解決するために専門知識や経験を生かすことができ、クライアントからの信頼を得ることができた時には、強いやりがいを感じることができます。

　これまでStep1〜5で企業での実践のプロセスについて示してきましたが、これまでの多くの企業とのかかわりの中から「健康」と「経営」をつなぐことや、企業の経営者や従業員との「共創のプロセス」に「**作業療法の観点**」が役立つことは確信できます。

　しかし、まだまだ新たな分野であるがゆえに、取り組みを言語化、伝承する意味でも、これから徐々に既存の理論をどのように採用するのかなどを吟味しながら、検証作業を繰り返し、理論構築を行う必要があると考えています。

　これから時代が大きく移り変わる中で、私たちのように多くの専門家が地域

の中で、新しい価値発揮の形を模索していくことでしょう。そのような未来に少しでも貢献できるように、私たちも、目の前の働く人に真摯に向き合い、みなさんと「ともに」この領域を前に進めていこうと思います。

〈引用文献〉
1）Rosen, Robert H & Berger, Lisa. The healthy company : eight strategies to develop people, productivity, and profits. 1991, J.P. Tarcher.
2）経済産業省「健康経営 1. 健康経営とは」2022年
https://www.meti.go.jp/policy/mono_info_service/healthcare/kenko_keiei.html（アクセス日：2023.8.8）
3）Occupational Therapy Practice Framework: Domain and Process (3rd Edition). Am J Occup Ther March/April 2014, Vol. 68(Supplement_1), 1-48.
4）Goetzel RZ, Fabius R, Fabius D, Roemer EC, Thornton N, Kelly RK, Pelletier KR. The Stock Performance of C. Everett Koop Award Winners Compared With the Standard & Poor's 500 Index. J Occup Environ Med. 2016 Jan;58(1):9-15.
5）Brouwer WB, Koopmanschap MA, Rutten FF. Productivity losses without absence: measurement validation and empirical evidence. Health Policy. 1999 Jul;48(1):13-27.
6）Melloh M, Elfering A, Egli Presland C, Roeder C, Barz T, Rolli Salathé C, Tamcan O, Mueller U, Theis JC. Identification of prognostic factors for chronicity in patients with low back pain: a review of screening instruments. Int Orthop. 2009 Apr;33(2):301-313.
7）Sullivan MJ, Bishop SR, Pivik J. The pain catastrophizing scale: development and validation. Psychological Assessment. 1995;7(4):524-532.
8）日本作業療法士協会「作業療法の定義」2018年
http://www.jaot.or.jp/ about/definition.html（アクセス日：2023.8.8）
9）Law M, Cooper B, Strong S, Stewart D, Rigby P, Letts L. The Person-Environment-Occupation Model: A Transactive Approach to Occupational Performance. Canadian Journal of Occupational Therapy. 1996;63(1):9-23.
10）Fisher, A. G, Marterella, A. Powerful practice: A model for authentic occupational therapy. Ciots. 2019.
11）一般社団法人日本健康教育学会編『健康行動理論による研究と実践 第一版』医学書院, 2019年
12）Prochaska, J. O., & Velicer, W. F：The transtheoretical model of health behavior change. American journal of health promotion : 1997,AJHP, 12(1), 38-48.
13）Schein, E. H. (1999). Process consultation revisited : Building the helping relationship. Reading, MA : Addison-Wesley.（シャイン, E. H. 稲葉元吉・尾川丈一（訳）『プロセス・コンサルテーション—援助関係を築くこと』白桃書房, 2002年

〈本章執筆のアドバイザー〉 高木雅之 Takagi Masayuki

2004年に県立広島大学（元広島県立保健福祉大学）を卒業し、作業療法士免許を取得。同年4月より身体障害者療護施設に勤務。2007年より県立広島大学助教、2021年より准教授。2020年に東京都立大学（当時・首都大学東京）で博士号取得。2021年には、活動記録を用いた健康増進プログラムに関する研究で学術誌作業療法最優秀論文賞を受賞。現在、（株）Canvasと協働し、CBRを活かした授業や地域在住高齢者の健康増進プログラムを実施。（株）Canvasアドバイザー、日本作業科学研究会理事。

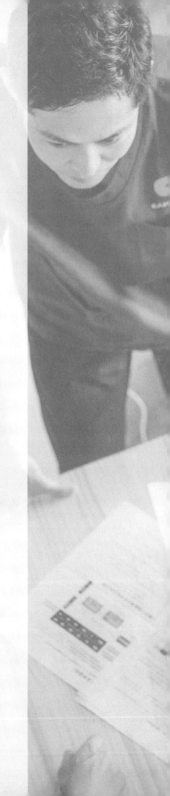

Part 3

研究・開発・教育で
「会社の幅と奥行きを創る」

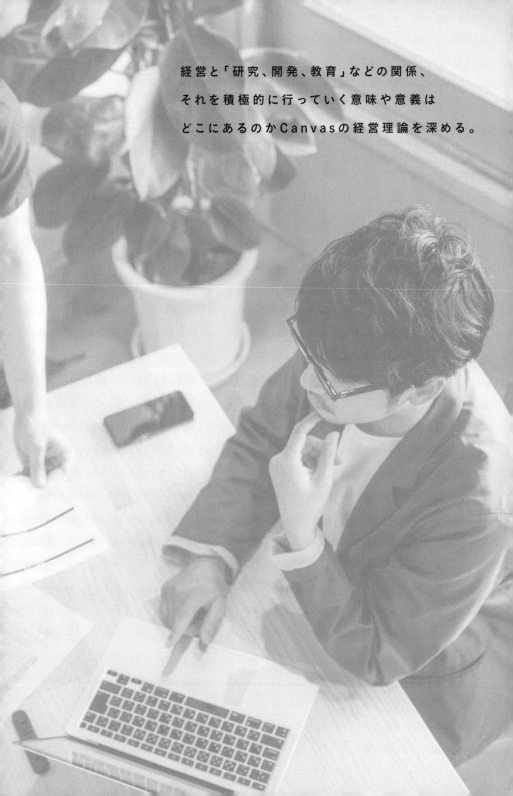

経営と「研究、開発、教育」などの関係、
それを積極的に行っていく意味や意義は
どこにあるのかCanvasの経営理論を深める。

「研究、開発、教育」を
事業に溶け込ませる

Prologue

　私たちが会社を創業し、職業病に対する健康経営コンサルティングの事業を展開していく中で、大切にしていた考え方があります。それは、「<u>事業そのものの発展と同時に研究、開発、教育の各分野を進めること</u>」です。

　この項では、本来ならば事業の開発に精一杯なはずの小さなベンチャー企業が、なぜこのような戦略を採用し、「時間やお金の資源を割くリスク」を冒したのかについてお伝えします。また、章全体として研究、開発、教育の各分野で一緒に「価値共創」をした方々との対話などからも何かを感じ取っていただければうれしいです。

1
■ 事業に「研究・開発・教育」の要素を統合する

　事業がまだ未完成で、顧客企業もほとんどいなかった創業初期に物置きを改装したオフィスで、ぼんやりとこんなことを考えていました。

　「健康経営の事業単独ではきっと頭打ちだろうけど、これからどうしていこうか」

「この事業でより多くの人々の健康に貢献するには何をすればいいのか」

この事業は今まで誰も収益化を達成したことのない新たなものであり「私たちの力だけで事業が軌道に乗っていくイメージ」がどうしてももてなかったのだと振り返ります。様々な書籍やインターネット情報などを見ながら数日悩んでもいいアイデアは浮かんできませんでした。ある時からそうした「外に」きっかけを求めるのでなく「**内に**」目を向けることが重要ではないかと考えました。

その「内」を見つめるアクションとして、私たちの「**過去のキャリアや職業経験をじっくりと振り返る**」ことにしました。2人で十数日間オフィスに泊まり込んで、朝から晩まで、今までの人生のプロセスやその時々でどういった感情になっていったのかを語り合いました。

その中で私たちの臨床時代、教育時代、研究時代に共通する特徴として、「**自らだけでなく得意な分野をもつ人々と協力し、ともに価値を創造する**」という強みを活用することが重要だと気づいたのです。

私たちのストーリーに紐づいた強みに気がついた私たちが最初にとったアクションは、「**様々なタイプの人々と直接会うこと**」でした。通常、このような戦略を考える場合はまず企画を立て、それに適した人々を探して声をかけるという手順が一般的です。しかし、それでは自分たちの想像の範囲内でしか行動できないため、事業全体のスケールが小さくなると考えました。

そのため、あえて自分たちのビジョン先行で人に会うのでなく、今まで会ってきた方々に「**ジャンルや関連性を考えずに多く会って、私たちの考えを話す**」アクションを起こしました。実際に、私たちがかかわりのある研究室や地域の経営者、以前に出会ったセラピスト仲間、全国の学会などを幅広く訪れ、様々

な価値観をもつ方々と直接会い、考えを共有するために多くの時間を費やしました。

　不思議なことですが、こうして様々なジャンルの方々と会い、事業に関する話をしていくと、今まで経験したことのない様々な切り口からのフィードバックを受けるため、どんどんアイデアがつながり、事業の開発や拡大の方向性が明確になっていくのです。動けば動くほどに、出会った人々がつながり、自分たちが必要とする方々に出会う機会も増えました。

　こうして時間が経つにつれて「この人に会うといいと思う」「私が〇〇さんを紹介するから一度会ってみて」などの「人の数珠つなぎ」が生まれていきました。その結果、事業を構築する上での必要な力をもった多くの人が私たちのビジョンに共感してくださり、力を借りることができました。

　私たちはこの人に会っていくプロセスで「2つのポイント」に意識を向けました。まず、最初に出会った人々に積極的に「自分たちの考えを伝える」ことです。最初の段階ではつながりが生まれないこともありますが、時間差で話が進展するケースも多くありました。そのため、相手の人々にとって「思い出してもらえる存在」になることが重要だと感じています。

　次に、お互いの利益を把握しながらプロジェクトを進め、「双方がWin-Winの関係」となるように意識することです。一方が勝ち、他方が負けるような状況では、奪い合いや悪い関係が生まれてしまいます。かかわる人々と常に「ともに良い状態」とは何かを考えながら、協力体制を構築することが、長期的なプロジェクトの発展に重要だと確信しています。

　こうしてアクションを起こす中で、事業とともに「研究、開発、教育」の要

素を溶け込ませながら進めることを思いつくのです。

「研究」はもちろん、新しい取り組みが本当に意味のあるものかどうかを検証する上で不可欠な要素であり、この事業においても中核をなす要素の一つです。特に私たちが意識したのは、「社会実装研究」です。研究した内容をすぐに事業に反映させることや、事業で得られたデータをすぐに分析することなど、実践と研究が相互にかかわる仕組みを構築する計画を立てました。

「開発」の観点では、実際の企業での「職業病」の分析や解消を通じて蓄積される「知的財産」が、事業そのものだけでなく、別のサービスや製品の開発にも有用であると考えました。とにかくジャンルを問わず、食品、アパレル、ITなど、多くの企業の経営者や担当者と会い、可能性を探求し続けました。

「教育」については、私たちが作業療法士であったことから特に強い関心がありました。この事業や実践が私たちだけで終わらないために、私たちに何ができるかを考えました。元廣の教員経験から養成課程で学ぶ内容（指定規則）を詳しく把握していたため、保険外で作業療法を社会に実装しようとする際には、リカレント教育（学び直し）が不可欠であることを強く意識するようになりました。

2
■ 様々な経験をもった共創者と連携する

まず、創業時点で元廣が博士課程に所属していたことから、この事業が公衆衛生や産業衛生の研究と深くかかわることに着目し、関連する「専門の研究チーム」を構築することを最初に考えました。博士課程で研究のサポートをいただいた島根大学の安部孝文先生やルンド大学の奥山健太先生は、公衆衛生や疫学

の研究に精通しており、身体やメンタルに関する知識を豊富にもっていました。

　さらに、作業療法士が産業領域に関与していく文化を築くためには、作業療法士や理学療法士も研究チームに参加することが重要だと考えました。全国の学会を回り、様々な研究領域の人々と会い、産業領域での作業療法の可能性をともに模索しました。

　そのアクションの中で、世界理学療法連盟の産業領域での期待の星である鹿児島大学の白土大成先生や、幅広い研究領域に精通し、海外大学の客員研究員で若手研究者である京都橘大学の由利拓真先生、九州大学附属病院で内部疾患を含む産業領域の研究に従事していた爲國友梨香先生（現在はCanvasに所属）、県立広島大学で作業と事業の接点を見つけることができる高木雅之先生など、私たちの会社が描く未来の形をともに創り上げるメンバーを集めました。年齢層にも意識を払い、比較的若く、新領域を深めていきたいという情熱に溢れる人々と一緒に仕事をすることにしました。

　実際の事業展開の中で、顧客企業と直接かかわらなければ事業は成立しない特性から、ITやモノを活用して直接かかわらずとも職業病の解消につながる方法も同時に考えました。多くの中小企業とかかわる中で、地方自治体のDXアドバイザーを務めている濱名慶伍さんと出会い、当社のアナログな事業をどのようにITの要素と統合するかについて深く考えるようになりました。

　また、製品開発においては、千鳥印刷の渡部幸基さんの紹介で、西日本を代表する寝具メーカーである浅尾繊維工業の浅尾大介社長と出会う機会がありました。伝統的な寝具を高品質に製造する同社は、将来の新しい顧客層の獲得や製品開発の検討をしていました。ここで、当社の職業病に関するノウハウがうまく合致し、製品開発をご一緒することになりました。

さらに、地域でのお付き合いの中で、島根県松江市にある職人のまち「横浜町」で運営されている地域コミュニティスペース「よこばまギャラリー」を改装した神具店を運営している川村さんご夫妻とも偶然に出会うことができました。そこから話が進展し、スタディツアーの流れを築いていきました。

　これまでに協力いただいた企業、団体、個人は数知れませんが、この章ではいくつかの事例に焦点を当てて、ご紹介したいと思います。

　Chapter1では、安部先生と奥山先生による労働者の身体と心に関連する研究について、Chapter2では白土先生、由利先生、爲國先生による労働者の生産性やエンゲージメントに関する先行研究をまとめ、産業領域における作業療法の可能性について紹介します。Chapter3では、当社のシステム開発に携わった濱名さんによるヘルスケア領域とITについてのインタビューを掲載し、Chapter4では浅尾繊維工業の浅尾社長との製品開発の経緯や秘話についてまとめました。Chapter5では、私たちが展開している「スタディツアー」について、創業者2名の思いや、よこばまギャラリーとの協業について紹介します。

Chapter 1

働く人の
「からだ」と「こころ」

〈 研究Ⅰ 〉

安部　孝文（島根大学地域包括ケア教育研究センター）
奥山　健太（ルンド大学プライマリヘルスケア）

働く人の痛みの
公衆衛生的課題

↓

□ 運動器疼痛の有訴率
（急性・慢性、部位）

　読者のみなさんは今日までからだの痛み（ここでは骨格筋などの運動器の痛みを指しています）を経験したことがあるでしょうか？

　例えば、青少年の頃、学校体育や放課後の運動部活動やスポーツクラブで必死にからだを動かした後に、筋肉に痛みを感じたこともあるでしょう。これは、筋肉の損傷から修復の過程であらわれるいわゆる筋肉痛というものになります。

　その一方で、運動をあまりすることがないにもかかわらず、大人になってからもからだの痛みを経験したことがあるでしょうか。

　20歳から79歳の日本人を対象にした研究を調べてみると、生涯を通じて腰痛を経験したことがある人（有訴率）は、なんと83%もあるそうです[1]。この研究では、最近4週間の腰痛の保有率も調べており、36%（3分の1以上）もあるそうです。

　Canvasは、2021年から島根県を中心とした産官学金連携を通じて、島根県内の中小企業労働者の痛みの実態把握を行っています。

　990名の回答から、腰痛の有訴率は、急性期が50%、3か月以上持続

する慢性期が8%であり、肩こりや痛みについても、急性期が33%、また慢性期が17%の有訴率でした。このように、からだの痛みは急性期・慢性期を問わず2人に1人が経験をしており、誰にでも起こりうるもので、他人ごとではありません。

□ 疼痛の社会や個人（こころ）への影響

実はからだの痛みは、とても厄介なものです。運動の後の筋肉痛のように、しばらくすると軽快するといいのですが、3か月またはそれ以上も痛みが続くと慢性化してしまいます。それによってからだもこころもつらい思いをしている方もおられます。

研究によるとからだの痛みがあることにより、睡眠の質が低下[2]し、また幸福感（Quality of life=QoL）も低下[3]します。また、痛みによって、こころの病気（うつ[4]）とも関係することも報告されています。

からだの痛みは、「助けて！」というからだのサインだとすると、それを放置しておくのは、次の新たな健康の問題につながりかねません。

また、からだの痛みは、社会にも大きなダメージを与えることが知られています。

例えば、会社にとっては、従業員から「腰痛が悪化して休みます」と連絡が入るとすると、その日に予定していた仕事が滞るために様々な

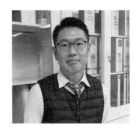

安部孝文
Abe Takafumi

島根大学地域包括ケア教育研究センターに在籍。医学博士。専門は、運動疫学、身体教育学。地域の教育・保育、保健・医療の専門職との協同により、子どもから高齢者までライフステージごとの健康課題の解決のための教育・研究に取り組んでいる。運動器の痛みの予防に着目した研究では、中高年者の身体活動促進による地域介入研究や子どものスポーツ環境における危険因子の解明に従事している。

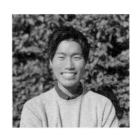

奥山健太
Okuyama Kenta

スウェーデンのルンド大学プライマリヘルスケアに在籍。公衆衛生・疫学博士。これまでの主な研究は近隣環境と生活習慣、肥満、痛み等の非感染症疾患について。現在は移民と精神疾患についての研究に従事している。

業務の調整が必要になります。

　このような欠勤や休職を「アブセンティーズム」といいます。また働いている人自身も、痛みによってパフォーマンスが低下した状態、つまり労働生産性が下がってしまう状態（プレゼンティーズム）を引き起こします。

　この両側面が、会社さらには社会や経済に影響を及ぼします。日本国内のからだの痛みからくる経済的損失は腰痛のみで３兆円近くにのぼるという研究報告があり[5]、会社の経営者にとっては見過ごすことができない問題でしょう。

　実際に、Canvasがかかわった30名ほどの会社の事例では、痛みに関連する経済的損失の推定値が１年間で1000万円を超えていることが推計されました。前述した通り、からだの痛みの高い有訴率を踏まえると、会社経営にとっては決して無視できない症状です。

■ **日本の高齢労働者の増加**

　さらに日本の大きな変化として、超高齢化社会が一層進展しています。

労働人口が高齢化することにより、会社経営者は、より緻密な健康管理が求められるようになっています。からだの痛みは、加齢に伴う運動器の衰えによって増加します[6]。島根県内中小企業の従業員のデータでは、慢性期の腰痛も肩こりや痛みの有訴率は、年齢があがるにつれて増加していました。

　高齢者のからだの痛みや運動機能の衰えは、職場内の転倒・転落、さらには骨折等の大怪我の危険性を高めます。職場内での怪我は、労働災害となるため、会社経営者にとっても高齢者が安心して働ける職場環境をつくることが求められています[7]。

■ **中小企業従業員数と
　潜在的な患者数**

　しかしながら、高齢者にやさしい職場環境づくりは、企業体力のある大企業と比べて、中小企業は対応が難しい場合が多いのではないでしょうか。

　日本社会を支える企業の99.7％が中小企業であることが中小企業庁より報告されています[8]。また、厚生労働省の調査によると腰部に負担の

かかる業務に従事する労働者がいる事業所の割合は約50％であることが報告されています[9]。

　高齢労働者に対する支援策がすすんでいる中小企業がこのうちどれだけあるでしょうか。もちろん仕事の業務内容にも関わるところがありますが、まだ十分に把握できていない場合は、潜在的なリスクを日本が抱えていることになります。

現状で行われている介入、国の政策等

☐ 日本の保健システムと課題

　日本では、労働安全衛生法により企業に健康診断（ここでは一般健康診断を指す）が義務づけられています[10]。健康診断を通じて、職場環境による健康影響を調べたり、従業員の保健指導を行ったりしています。

　一般的な健康診断の検査項目は、主に生活習慣病（高血圧、糖尿病、脂質異常症、メタボリックシンドローム）に関するものです。問診（生活や症状等の聞き取り）により、からだの痛みに関する自覚症状の聞き取りが行われていますが、主に保健指導による介入は生活習慣病の早期治療になるため、痛みの解消法に限って対策が行われているわけではありません。

　さらに、2015年12月からストレスチェック制度[11]が日本の企業に導入されています。実施義務は50名以上の従業員のいる企業にのみ該当します。50人未満の企業は、努力義務であるため、すべての中小企業がストレスチェックを行っていないと考えられます。

　ストレスチェックは、従業員一人ひとりが自己申告により、「仕事のストレス要因」「心身のストレス反応」「周囲のサポート」の観点でストレスレベルを調べます[12]。

　「心身のストレス反応」に関する評価項目として、一人ひとりのからだの痛みの状況が調べられています。したがって、中小企業でもストレスチェックの導入が進み、その対策を行うことができれば、ストレスの軽減はもちろんのこと、自覚症状としての痛みの対策につながる可能性があります。

2018年に働き方改革関連法案が成立し、従業員の残業時間の減少や有給休暇の取得といった働き方が見直され、ワーク・ライフ・バランスの価値観が浸透し始めています。

世界的にも従来の右肩上がりの成長という考え方に、「よりよく生きる」「生きがい」といったウェルビーイング（Well-being）という価値観が加わり、私たちが働き方を見直す契機にもなっています。

会社経営者にとっては、従業員の労働時間などの労働環境の見直しを図ることで、従業員の心身の健康の維持に加え、労働生産性や働くことの満足感の向上といった課題に取り組むことになりました。

このような従業員の健康管理を経営課題として捉え、その実践を図ることで従業員の健康と会社の生産性向上を目指す経営手法を「健康経営」と呼び[13]、近年、注目を集めています。

「健康経営」を導入した企業では、従業員の活力や生産性の向上、そして組織の活性化を通じて中長期的な企業価値（業績）の向上を実現し、投資家からの評価を得ることが期待されます。

□ 労働環境下の疼痛予防・軽減の　エビデンス（理論整理）

それでは、職場内でどのようにからだの痛みを予防・軽減することができるでしょうか。対策を講じるためには、「原因を特定する」ことが重要です。

日本では、厚生労働省が「腰痛予防対策指針」を作成しています[14]。動作要因（重量物の取り扱い、人力による人の抱え上げ等）や環境要因（振動、温度、床面の状態等）、個人的要因（年齢、体格、筋量等）、心理社会的要因（仕事への満足感や働きがいが得にくい、上司や同僚からの支援不足等）の観点から、その対策案が示されています。また、運動がからだの痛みの予防・軽減に寄与することが知られています。

よく職場で実践できるのはラジオ体操ですが、目的に応じた運動を行うことも大切です。からだのどの部位の痛みに対し、どのような柔軟運動（ストレッチング）が役立つかという専門的な指導は病院内に限定されてしまい、職場内での普及・啓発

がすすんでいないと考えられます。

上述した通り、からだの痛みの発生は、年齢、性別、体のつくりといった生物的側面や、気分やストレスなどの心理的側面、そして生活・労働や文化のような社会的側面の影響を受けています。これは、Bio-psycho-socialモデルと言われており[15]、痛みの原因を多角的にアセスメントする視点が必要です。言い換えると、からだの痛みというのは、原因の特定が難しいと言われています。

例えば、腰痛は、原因の特定ができない非特異的腰痛が85％を占めており[16]、多角的視点に基づく労働者のからだの痛みの予防・軽減の手法の開発が求められています。

☐ **先行事例・研究で「しあえる」に関連する介入（先行事例）の紹介**

多角的視点に基づく痛みの予防・軽減の手法の開発については、世界的にもまだ十分に確立していないようです。

2015年に British Medical Journal 誌（イギリス医師会雑誌）から発表されているシステマティックレビュー・メタアナリシス（複数の質の高い介入研究を統合して、その効果検証を行った研究）では、慢性腰痛に対するリハビリテーションとして通常のケアや理学療法といった単一的なアプローチよりも、多角的なアプローチが痛みや障害の軽減に寄与することが報告されています[17]。また仕事の欠勤（復職）に対する効果は、理学療法よりもやや高いようです。

しかし、多くの事例がヨーロッパにおける研究であり異なる文化圏の日本でも有効かどうか、またどの程度の介入量が必要か、また病院（リハビリテーション病棟）ではなく職場環境下で行うことができるかどうかなど、実践的な手法の開発が不可欠です。

今後の研究の展望

ここでは、働く人たちの痛みの実態をお伝えしました。私たちは、からだの痛みをとても高い割合で有し

ており、さらに生涯で一度は経験する可能性があります。その痛みは、こころやからだの様々な病気に発展しうる可能性があるため、早期の対策が必要です。

従業員にとっては、からだの痛みの予防や軽減により健康状態を維持することは、労働に対する意欲ややりがい、ひいてはウェルビーイング（生きがい）を高めることにつながります。

会社経営者にとってもからだの痛みは、見逃すことができないものですが、現在の日本の制度では、からだの痛み対策に特化した具体的な施策がありません。また、有効なエビデンスについてもいまだ確立しておらず、日本の文化に合う形での手法の開発が必要不可欠です。

今後一層すすむ高齢化社会において、誰もが生きいきと暮らし、働ける社会を築くためにも、「痛み」とどう付き合うかを考えることが企業に加え、豊かな社会経済を築くレバレッジになると予想されます。

〈参考文献〉

1） Fujii T, Matsudaira K: Prevalence of low back pain and factors associated with chronic disabling back pain in Japan. European Spine Journal 22 （2）: 432-438, 2013.

2） Santos M, Gabani FL, de Andrade SM, Bizzozero-Peroni B, Martínez-Vizcaíno V, González AD, Mesas AE: The bidirectional association between chronic musculoskeletal pain and sleep-related problems: a systematic review and meta-analysis. Rheumatology, 2023.

3） Rustøen T, Wahl AK, Hanestad BR, et al: Age and the experience of chronic pain: differences in health and quality of life among younger, middle-aged, and older adults. The clinical journal of pain 21 （6）, 513-523, 2005.

4） IsHak WW, Wen R, Y, Naghdechi L, et al: Pain and depression: a systematic review. Harvard review of psychiatry 26 （6）, 352-363, 2018.

5） Yoshimoto T, Oka H, Fujii T, et al: The economic burden of lost productivity due to presenteeism caused by health conditions among workers in Japan. Journal of occupational and environmental medicine. 62(10): 883-888, 2020.

6） 佐藤茂・太田裕貴・劉效蘭「老化に伴う慢性疼痛」『国際抗老化再生医療学会雑誌』2: 19-33, 2019年

7） 厚生労働省「エイジングフレンドリーガイドライン（高年齢労働者の安全と健康確保のためのガイドライン）」2020年
https://www.mhlw.go.jp/content/11300000/000815416.pdf （2023年6月3日アクセス）

8） 中小企業庁「中小企業・小規模事業者の数」2018年
https://www.chusho.meti.go.jp/koukai/chousa/chu_kigyocnt/2018/181130chukigyocnt.html（2023年6月
3日アクセス）

9） 厚生労働省「平成27年労働安全衛生調査（実態調査）結果の概況」2015年
https://www.mhlw.go.jp/toukei/list/dl/h27-46-50_kekka-gaiyo.pdf（2023年6月3日アクセス）

10） 厚生労働省「事業場における労働者の健康保持増進のための指針」2023年
https://www.mhlw.go.jp/content/001080091.pdf（2023年6月3日アクセス）

11） 厚生労働省「労働者の心の健康の保持増進のための指針」2015年
https://www.mhlw.go.jp/topics/bukyoku/roudou/an-eihou/dl/060331-2.pdf（2023年6月3日アクセス）

12） 厚生労働省「労働安全衛生法に基づくストレスチェック制度実施マニュアル」2015年
https://www.mhlw.go.jp/bunya/roudoukijun/anzeneisei12/pdf/150507-1.pdf（2023年6月3日アクセス）

13） ロバート・H.ローゼン（産能大学メンタル・マネジメント研究会訳）『ヘルシー・カンパニー：人的資源の活
用とストレス管理』産能大学出版部，1994年

14） 厚生労働省「職場における腰痛予防対策指針及び解説」2013年
https://www.mhlw.go.jp/stf/houdou/2r98520000034et4-att/2r98520000034mtc_1.pdf（2023年6月3日
アクセス）

15） Raja SN, Carr DB, Cohen M, et al: The revised International Association for the Study of Pain definition of
pain: concepts, challenges, and compromises. Pain 161（9）:1976-1982, 2020.

16） Deyo RA, Rainville J, Kent DL. What can the history and physical examination tell us about low back pain?
JAMA 268（6）: 760-765, 1992.

17） Kamper SJ, Apeldoorn AT, Chiarotto A, et al: Multidisciplinary biopsychosocial rehabilitation for chronic
low back pain: Cochrane systematic review and meta-analysis. BMJ 350: h444., 2015.

Part 3

Chapter 2

働く人の
「生産性」と「エンゲージメント」

〈 研究2 〉

白土　大成（鹿児島大学大学医学部）
由利　拓真（京都橘大学）
爲國友梨香（株式会社Canvas）

健康経営と
Canvas研究チーム

☐ 日本の生産年齢人口の
　メンタルヘルス

　現在、日本は少子高齢化が進んでおり、これに伴って生産年齢人口（15〜64歳）も減少しています[1]。したがって今後は、仕事に従事する人々がより一層、健康に生きいきと働き続けられる環境を整え、生産性の向上をはかっていく必要があります。

　中でも「メンタルヘルス」は近年注目されている課題であり、厚生労働省の2021年労働安全衛生調査（実態調査）によると現在の仕事や職業生活に関することで、強い不安やストレスを感じている労働者の割合は53.3%にのぼります[2]。

☐ 世界の動向

　世界的にみると、国際連合による持続可能な開発目標として「3. すべての人に健康と福祉を」「8. 働きがいも経済成長も」が掲げられており、世界保健機関と国際労働機関が共同で発表したポリシービリーフには、メンタルヘルスの予防や保護等とあわせて、健康への投資とリーダーシップの重要性が明記されています[3]。

☐ ストレスチェック制度とその効果

　ストレスチェックに基づく職場

環境等の改善は、事業者や（安全）衛生委員会、管理監督者が行う職場環境改善と従業員参加型の職場環境改善（ワークショップなど）が推奨されています[4]。

これまでの調査では、ストレスチェック単独の場合、働く人の健康状態および労働生産性に対する有効性を認めないものの[5]、従業員参加型のワークショップを併用する場合に、働く人の健康状態および労働生産性に対して有効であることが確認されています[6, 7]。

しかしながら、2021年に発表された労働安全衛生調査の結果（調査は2020年）によると[2]、50名以上の働く人を有する事業所において、ストレスチェックを実施した割合は、81.1%にとどまっており、従業員参加型の職場環境改善ワークショップに至っては、7.6%の実施となっています。

すなわち、働く人の健康状態が把握されていない事業所はいまだ一定数存在しており、把握されていたとしても有効な対策が講じられていない事業所がほとんどだということが示されています。

これらの働く人に係る問題に対して、私たちCanvas研究チームは作業療法の考え方に基づいた健康経営の実践が有効だ

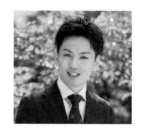

白土大成　Shiratsuchi Daijo

2018年に理学療法士免許を取得し、同年4月よりJCHO熊本総合病院に入職。主に、脳卒中センターに従事。2020年より鹿児島大学大学院博士前期課程に進学。博士前期課程における研究テーマは、COVID-19に関する中高齢者の2次的な健康被害の検証であった。2021年には、世界理学療法連盟学会にて看護師の腰痛と労働生産性に関する演題が世界産業保健理学療法連盟優秀ポスター賞を受賞。2022年に同大学院博士後期課程に進学、翌年に同大学医学部に着任。現在の関心領域は産業衛生学、老年学。

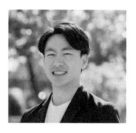

由利拓真　Yuri Takuma

2016年に作業療法士免許を取得し、同年より山形県立保健医療大学大学院博士前期課程に進学。山形市立済生館や吉岡病院で主に身体障がい領域の作業療法士として勤務。博士後期課程では日本学術振興会特別研究員に採用され、アメリカテキサス大学に留学。2021年博士の学位取得後、テキサス大学同ラボでのポスドクを経て京都大学医学部附属病院にて作業療法士として勤務。2023年4月より京都橘大学に着任。現在の関心領域は作業療法の視点を活かした一次予防。

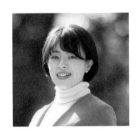

爲國友梨香
Tamekuni Yurika

2020年に作業療法士免許を取得し、同年より2年間、広島大学病院にてレジデント作業療法士として研修。その中で幅広い年齢と疾患層に対する診療を経験し、病院と地域の連携、疾病予防と健康増進の段階から介入する重要性を学んだ。同時に心不全療養指導士を取得。その後、九州大学病院での勤務を経て株式会社Canvasのマネジャーとして参画。主な関心は慢性疾患の一次予防であり、進学予定の大学院では社会心理学の観点から働く人々の健康行動やプレゼンティーズムとの関連の研究に従事する。

という仮説のもと、働く人の健康状態を分析し、Canvasが提供する健康経営のさらなる適応範囲とその方法を研究しています。

　本節では、働く人の生産性とエンゲージメントに焦点を当てて、作業療法の視点でCanvas研究チームがこれまでに解明した知見を紹介し、私たちが考える作業療法に基づいた健康経営の可能性を述べます。

研究紹介

☐ 働く人の健康状態と生産性の実態

　働く人の生産性は、個々人の健康状態に影響を受けることが明らかとなっています[8]。人口が減少しつつあるわが国において、生産性を高く保つことは経済成長や福利厚生の向上など様々な観点で重要です。働く人の労働生産性に係る費用として、医療費、薬剤費と並んでアブセンティーズム（欠勤）、プレゼンティーズム（心身の不調を抱えながらも業務している）が挙げられます。

　プレゼンティーズムは、基本的に主観的なものであるために、その有病率・発生率、費用を明らかにすることは難しく慎重な解釈が必要と

なります[9]。2018年のわが国における調査によると、働く人1名あたりの労働生産性にかかわる費用は、年間4,740ドルと推計されており、その内訳として、プレゼンティーズムが64%（3,055ドル）と最も高い割合を占めています[10]（図1）。

☐ 健康問題・プレゼンティーズムと作業療法に基づいた健康経営

我々は、島根県内の中小企業における働く人の職業性ストレスとプレゼンティーズムの実態を調査するために、2021年4月～2022年8月の期間において、質問紙調査を実施しました。有効な回答が得られ、基準を満たした554名（平均年齢42.9±13.0歳、女性36.5%）を横断的に分析しました。

その結果、参加者の82.1%が健康上の問題や不調を抱えており、52.0%がプレゼンティーズムを有していました。また、ストレス反応（例：活気が湧いてくる、元気がいっぱいだ等）が不良であることとプレゼンティーズムとの関連が示唆されました。

さて、今回私たちが発見したストレス反応とプレゼンティーズムの関係について、読者ならどのように解釈するでしょうか。一般的に考えると、ストレス反応が不良とはつまり、

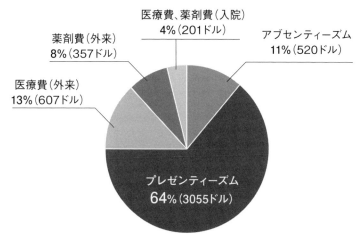

図1）就労者1名当たりの労働生産性にかかわる費用　　　（Nagata T, et al. 2018 を改変して引用）

ストレス耐性が低いとか、気持ちが弱いということなので、そういう「人」がプレゼンティーズムになってしまう確率が高いという見方になるかと思います。

その考え方でいくと、ストレス耐性の低い「人」に問題があるという話になって、それを解消するためには、人事の段階でそのような「人」を採用しないなどという手段が一つの問題解決になるかもしれません。しかし、作業療法では、同じ実態に対して一味違った見方をします。

Part2でも紹介があったように、作業療法士が生活行為を捉える際の見方の一つに、人－環境－作業モデ

ル（Person-Environment-Occupation Model）があります[11]（図2）。これは、「生活行為とは、どんな人（人）が、どこで（環境）、何をする（作業）かという相互作用によって決定される」と捉えるものの見方です。

上述したストレス反応の不良とプレゼンティーズムの関係を例に考えると、「ストレス反応の不良」は、働く人のこころに関するものなので、ストレス反応が不良な「人」として捉えられます。

そして、プレゼンティーズムは働く「人」が行う仕事の生産性を表しているため、「生活行為」に分類されます。

このものの見方と考え方で今回のケースをみると、プレゼンティーズムという「生活行為」に影響する因子はストレス反応が不良な「人」だけでなく、どこで何をしているかという「環境」と「作業」も大きな要因であると解釈できます。

つまり、作業療法に基づいた健康経営は、生産性の低下を単に「人」のせいにするのではなく、ハード面とソフト面を含む「環境」と働く動作

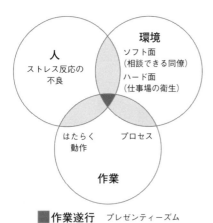

図2）

やそのプロセスを含めた「作業」を包括的に捉え、対策を打ち出します。

「適材適所」や「水を得た魚」のような言葉がありますが、「人」は適した「環境」を用意し、得意な「作業」を選択することで「生活行為」が変わるとされています。

私たちは、産業領域において、このような慣用句を実現してしまうのが作業療法に基づいた健康経営だと考えていて、働く人の健康問題の予防やプレゼンティーズムの低減に対して、作業療法に基づいた健康経営が有効であると考えています。

□ ワーク・エンゲージメントと産業分野での作業療法の可能性

世界でも国内でも働く人々の健康と生産性の向上が重視される風潮の中、近年、厚生労働省が着目している指標の一つに「ワーク・エンゲージメント（以下WE)」があります。オランダの心理学者であるシャウフェリらによって提唱されたWEという概念[12]は「仕事に誇りややりがいを感じている」（熱意）、「仕事に熱心に取り組んでいる」（没頭）、「仕事から活力を得て生きいきとしている」（活力）の3つが揃った状態です[13]。

「バーンアウト（燃え尽き症候群）」の対極に位置しており、仕事に対し

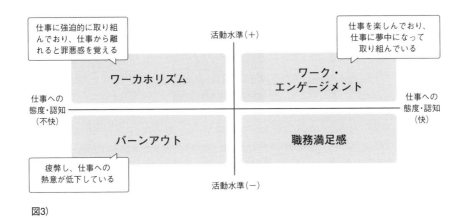

図3)

て強迫的で、仕事から離れると罪悪感を覚える「ワーカホリズム」とは異なる概念とされています[14, 15]（図3）。

先行研究ではWEが高いと健康面ではプレゼンティーズムの減少[16]や睡眠の質の向上[17]により、労働生産損失の回避につなげられる可能性や、仕事のパフォーマンスが向上したり、離職率が低下したり、職場定着率が向上すること[18]等が報告されており、従業員の健康増進から生産性の向上、チームの活性化から企業価値や業績の向上につなげる健康経営の視点においても重要な指標といえます。

ではWEを高めるにはどのような方法があるでしょうか。ここでは仕事の要求度－資源モデルとWEの関連[19-21]（図4）を枠組みとして説明します。みなさんはきっと、普段の仕事の中で、次の2つの状況を経験されたことがあるのではないでしょうか。

一方は「健康障害プロセス」といっ

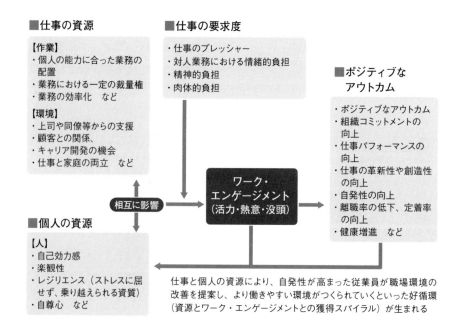

■仕事の資源

【作業】
・個人の能力に合った業務の配置
・業務における一定の裁量権
・業務の効率化　など

【環境】
・上司や同僚等からの支援
・顧客との関係、
・キャリア開発の機会
・仕事と家庭の両立　など

■仕事の要求度
・仕事のプレッシャー
・対人業務における情緒的負担
・精神的負担
・肉体的負担

相互に影響

■個人の資源

【人】
・自己効力感
・楽観性
・レジリエンス（ストレスに屈せず、乗り越えられる資質）
・自尊心　など

ワーク・エンゲージメント（活力・熱意・没頭）

■ポジティブなアウトカム
・ポジティブなアウトカム
・組織コミットメントの向上
・仕事パフォーマンスの向上
・仕事の革新性や創造性の向上
・自発性の向上
・離職率の低下、定着率の向上
・健康増進　など

仕事と個人の資源により、自発性が高まった従業員が職場環境の改善を提案し、より働きやすい環境がつくられていくといった好循環（資源とワーク・エンゲージメントとの獲得スパイラル）が生まれる

図4)

て、仕事の要求度（仕事の難易度や量の負担が大きく、同僚や上司、顧客との人間関係の中で不安や苛立ちといった精神的なストレス等）によって負担を感じ、仕事が嫌になる状況です。

もう一方は「動機づけプロセス」といって、仲の良い同僚や手厚くサポートしてくれる上司、自分のやりたいことと一致した仕事で、家庭との両立がしやすく仕事にやりがいを感じて生きいきと取り組める状況です。

図4に示すようにポジティブなアウトカムが生じる根底には「仕事の資源」と「個人の資源」があり、これらは相互に影響しています。2つの資源が充実していると「仕事の要求度」が増えてストレスが高まった状況でも、バーンアウトに至らず、WEを維持することができ、結果として従業員が生きいきと健康に働ける環境が生まれます。

現在進行中の我々の研究において、中小企業従業員を対象としてアンケート形式で慢性疾患やWE、ストレス、心理的安全性との関連を分析した結果によると、職場のストレス要因が低く、満足度が高く、心理的安全性が高い職場では、慢性疾患の有無にかかわらずWEを維持できる可能性が示唆されています。

労働生産人口の減少に伴って、労働者の多様化（高齢者や女性、慢性疾患を持ちながら働く者、育児や介護との両立、外国人労働者等の増加）が見込まれる中で、どんな労働者でも生きいきと働き続けられる職場づくりが必要になるのではないでしょうか。

先述の通り、職場でストレスを感じている労働者が半数いる中、メンタルヘルス対策に取り組んでいる事業所の割合は59.2％、項目としてはストレス要因の分析が主であり、その割合は大企業で多い現状があります[2]。

一方で従業員に対するアプローチは事業所規模が小さくなるほど、その割合が低下しており、日本の企業数の9割を占める中小企業では十分に対策されているとは言い難い状況です。

今後の研究の展望

現在の産業界では、まだまだたくさんの働く人が職業病に困っています。ここでは、これまでのCanvas研究チームの取り組みで明らかにした点と作業療法に基づいた健康経営の可能性について述べました。

人－環境－作業の視点でものを見て、考える作業療法士にとっては、産業と作業療法の親和性の高さは、薄々感じていたところではないでしょうか。しかしながら、日本に作業療法が来て五十数年経ちますが、なかなかその一歩を踏み出せずにいた現状があったと思います。

そんな中で、作業療法に基づいた健康経営は、Canvasというスタートアップをきっかけに満を持して、急速に拡大してきています。この大きな波を生かすために、実践と研究を続けることがよりよい働き方と職場環境の共創につながると考えています。

【参考文献】

1) 内閣府「令和4年版高齢社会白書」2022年
https://www8.cao.go.jp/kourei/whitepaper/w-2022/zenbun/pdf/1s1s_01.pdf（2023年4月11日アクセス）

2) 厚生労働省「令和3年労働安全衛生調査（実態調査）」2021年
https://www.mhlw.go.jp/toukei/list/r03-46-50b.html（2023年4月11日アクセス）

3) World Health Organization, International Labour Organization: Mental health at work: Policy brief. https://www.ilo.org/wcmsp5/groups/public/---ed_protect/---protrav/---safework/documents/publication/wcms_856976.pdf（2023年4月11日アクセス）

4) 厚生労働省「労働安全衛生法に基づくストレスチェック制度実施マニュアル」2015年
https://www.mhlw.go.jp/bunya/roudoukijun/anzeneisei12/pdf/150507-1.pdf（2023年4月30日アクセス）

5) Kawakami N, Haratani T, Iwata N, et al: Effects of mailed advice on stress reduction among employees in Japan: a randomized controlled trial. Ind Health 37 (2) : 237-242, 1999.

6) Tsutsumi A, Nagami M, Yoshikawa T, et al: Participatory intervention for workplace improvements on mental health and job performance among blue-collar workers: a cluster randomized controlled trial. J Occup Environ Med 51 (5) : 554-563, 2009.

7) Joyce S, Modini M, Christensen H, et al: Workplace interventions for common mental disorders: a systematic meta-review. Psychol Med 46 (4) : 683-697, 2016.

8) Turpin RS, Ozminkowski RJ, Sharda CE, et al: Reliability and validity of the Stanford Presenteeism Scale. J Occup Environ Med 46 (11) : 1123-1133, 2004.

9) Kinman G: Sickness presenteeism at work: prevalence, costs and management. Br Med Bull 129 (1) : 69-78, 2019.

10) Nagata T, Mori K, Ohtani M, et al: Total Health-Related Costs Due to Absenteeism, Presenteeism, and Medical and Pharmaceutical Expenses in Japanese Employers. J Occup Environ Med 60（5）: e273-e280, 2018.

11) Law M, Cooper B, Strong S, et al: The person-environment-occupation model: A transactive approach to occupational performance. Canadian journal of occupational therapy 63（1）: 9-23, 1996.

12) Schaufeli W B, Salanova M, González-Romá V, et al: The measurement of engagement and burnout: A two sample confirmatory factor analytic approach. Journal of Happiness studies 3: 71-92, 2002.

13) 島津明人編『Q&Aで学ぶワーク・エンゲイジメント』金剛出版, 2018年

14) Côté K, Lauzier M, Stinglhamber F: The relationship between presenteeism and job satisfaction: A mediated moderation model using work engagement and perceived organizational support. European Management Journal 39（2）: 270-278, 2021.

15) Bakker AB, Leiter MP（島津明人監訳）『ワーク・エンゲイジメント―基本理論と研究のためのハンドブック』星和書店, 2014年

16) Burton WN, Chen CY, Li X, et al: The association of employee engagement at work with health risks and presenteeism. Journal of occupational and environmental medicine 59（10）: 988-992, 2017.

17) Kubota K, Shimazu A, Kawakami N, et al: The empirical Distinctiveness of Work engagement and Workaholism among hospital nurses in Japan: the effect on sleep Quality and Job Performance. Cienc Trab 13（41）: 152-157, 2011.

18) Halbesleben JR: A meta-analysis of work engagement: Relationships with burnout, demands, resources, and consequences. Work engagement: A handbook of essential theory and research 8（1）: 102-117, 2010.

19) 厚生労働省「令和元年版 労働経済の分析 ―人手不足の下での「働き方」をめぐる課題について―」2019年 https://www.mhlw.go.jp/stf/wp/hakusyo/roudou/19/19-1.html（2023年4月18日アクセス）

20) Bakker AB, Demerouti E: Job demands–resources theory: Taking stock and looking forward. Journal of occupational health psychology 22（3）: 273, 2017.

21) 島津明人「職場のポジティブ心理学：ワーク・エンゲイジメントの視点から」『産業ストレス研究』16: 131-138, 2009年

会社の分析システムの
DXと効率化

〈 開発1 〉

Chapter 3

　創業1年弱からCanvasの職業病分析ツールや会社のシステムの効率化を図ってくださった、頼れるDX（デジタルトランスフォーメーション）アドバイザーの濱名さんとの対談です。医療従事者だけでは気がつかない視点から、会社の効率性を高めたプロセス、地方の仕事の未来、異業種での協業の意味についてお話してみました。

元廣　お会いしてから2年くらいになりますかね？　私たちの最初の出会いはいつだったか覚えていますか？

濱名　最初の出会いは、確か島根県松江市で「ITと健康」がテーマのヘルスケアビジネス研究会が開催された時でしたよね。私は元々ヘルスケア領域のコンサルやホームページ制作などをしていたので、そのテーマに関心がありイベントに参加しました。そこで元廣さんとお会いしたのが初めてだったような記憶がありますね。あれから2年、あっという間

ですね（笑）。

元廣　なんかずっと昔のことのようですよね。
　私たちと直接お会いした時の第一印象はどうでしたか？　怪しかったですか？（笑）

濱名　元々は関西にいて、島根に来たのは2018年の7月で松江での生活はまだそれほど長くありませんでしたが、Canvasさんについては知っていました。お二人とも様々なイベントでもちょくちょく顔を出されて

いたので、怪しい感じはありませんでしたよ（笑）。

　元廣さんは経営者として、藤井さんは実践者として、それぞれのカラーを生かしてお客様に向き合っている様子が異なるなと思いました。「タイプの違うパートナー」として良い印象をもちましたね。

　だから、私が何かできることがあればお手伝いしたいと思ってましたね。この出会いは本当にありがたかったです。

藤井　ありがとうございます。濱名さんはその研究会でヘルスケアビジネス研究会での情報のまとめ方や発表の仕方が素晴らしかったのが印象的でした。

濱名　それはありがとうございます。発表の場で関心をもっていただけたんですね。現地で元廣さんからお声をかけていただき、その後いろいろ話し込みましたね。

元廣　「この人はすごいぞ」と思って、いてもたってもいられずにお声がけしてしまいました（笑）。その後、意気投合してすぐに飲みに行きましたよね。私もIT企業の方とは当時、かかわった経験が少なかったんですが、「**ここで声をかけないと後悔する**」と感じましたね。

　プライベートの話や仕事の話をじっくりして、信頼できる方で今後、一緒にやっていけそうだ

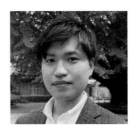

濱名慶伍
Hamana Keigo

1991年兵庫生まれ。医療介護専門の人事コンサルタントを経て、「婿養子が結婚条件」という彼女の影響で島根へIターン移住。kintone等を活用した業務改善支援に従事し、自治体DXアドバイザーとしても活動。コロナ禍でつながりが希薄化したことを受け、地域コミュニティ「山陰ノーコード広場」を設立し、IT人材の育成や仕事創出の一助を担う。島根移住ブロガーやYahoo!公認松江市クリエイターとしての顔ももつ。

なと思ったので、会社の様々なシステムの効率化や構築のお願いをしました。まずは弊社の実態を知っていただきながらコミュニケーションをとって徐々にシステムに落としていきましたよね。

藤井 会社の見積書の作成方法や、いろいろなことを相談させていただきました。最初はサービスにかかわる相談をする予定でしたが、結局は会社のバックオフィス（顧客と直接かかわることのない業務全般）も含めた相談全般をさせていただきましたよね。濱名さんは何でも開示できる印象をもっていたので、グッと踏み込みました。ちょっと図々しい面がありましたけど（笑）。

濱名 いえいえ、うれしかったですよ。頼ってくださって（笑）。
　会社の効率化に関する話も出てきたので、そちらで力を発揮できるかな？と感じましたね。

藤井 仕事の1日の流れや1週間のスケジュール、企業への訪問のプロセスなど、実態を詳しくお聞きしました。そこから必要な要素を整えていただきました。

元廣 そのサポートは今でも大いに役立っているんですよね。
　それまでは感覚でやってきたことが多かった会社にとって生命線といえる<u>事業のプロセスやフローを可視化</u>できたんです。
　創業してから1年以上経ち、システムをしっかり導入することで再現性が確保でき、他のスタッフでもできることが格段に増えたんです。そのこともあって事業が大きく前進しました。
　セラピストは職人気質な方が多いので、問題を自力で解決したいと考えてしまいがちですが<u>「迷わずに専門家の助言を受ける」</u>ことを選択したことが重要だったと感じています。

濱名 そこでお力になれたのは私にとってもありがたかったですね。システムの話の前に、まずは「仕事の基本的なやり方や考え方」「仕事の中身や1週間の過ごし方」などについて、じっくりお話をうかがいながら構築しましたね。

Chapter3　会社の分析システムのDXと効率化

藤井　そうそう。具体的には、「企業にはどのような説明をしていますか？」「契約書はどのようなものを使用していますか？」「1週間どんな働き方をしていますか？」など、実態を丁寧にお聞きいただきました。

濱名　私が十分に事業を把握していない状況からスタートしたので、どのようにお互いに協力して進んでいくのかを整理したのが最初だったと思います。

藤井　お恥ずかしながら、これまで見積書の作成などはあまり経験がなかったので、一般的な基準も知りませんでした。濱名さんは他業界における仕事の進め方の知見があるため、それを教えていただけることが安心につながりました。

　仕事においてバックオフィスのトラブルに悩むことは避けたかったのですが、整えていただいたおかげで自信をもってサービス提供できる土壌が整ったと感じました。病院などでは当たり前に整っていることが多いですが、<u>専門家が顧客に向き合い力を発揮する上で基盤となる部分を</u><u>しっかり構築する</u>ことの重要性を知りました。

濱名　そのように言っていただけるととてもうれしいです。

元廣　バックオフィスの基盤が整った段階で、さらに会社の健康状態による労働生産損失額やエンゲージメントを可視化するシステムを構築するようにお願いしましたね。

藤井　以前は調査を紙で行っていましたが、わずか5分の入力でグラフが生成されるシステムを社内みんなで見た時は感動しましたよね。「何これ!?　すごくない？」みたいなことをスタッフとオフィスで話していたのを思い出します（笑）。

元廣　やはり医療従事者は、そうしたツールに疎い傾向があるんですよね。

　ITや総合職の方々からすると「今どきそんなアナログなの？」と思うことも多いのではないでしょうか。<u>医療の技術や知識を磨いてきた一方で、別のカテゴリーの話には理解が</u>

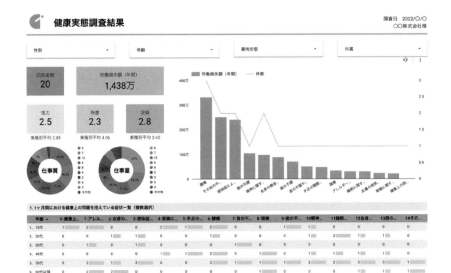

職業病分析ツール（※開発時のプロトタイプ）

及ばない傾向があるんですよね。

　だから自分たちだけで解決しようとせず、「餅は餅屋」の精神で専門家の助言を受けることを早い段階で判断できたことが大きかったし、**異分野の専門家と早い段階で出会える場に足を運ぶこと**が重要だったと思います。

濱名　確かにそうですね。元廣さんからいただいた資料やプレゼン資料から、情熱やこだわりが伝わってきました。そのお二人がもっている雰囲気を大切にするつもりで、私も様々なシステムを整えていきましたね。

元廣　そのように私たちの想いを理解していただけたことは本当にうれしいですね。自然に業務フローに溶け込んでいるシステムを構築していただいたので、さらに信頼が深まりました。

　私たちがやっていることは、働く方々の健康を重視し、地域の持続可能な事業に貢献することです。濱名さんの理念と一致する部分があると

理解しています。

濱名　その通りですね。私も島根に来た以上、自分が培った経験を生かして何か力になりたいと思っていて、「ヘルスケアとIT」の結びつきには未来の可能性があるので、かかわりたいと思っています。地域でそれぞれが得意なところで仕事をシェアすることができるといいですよね。

元廣　こういったチームで仕事をつくっていく形は地方だからつくれるスタイルだと思いますよね。松江市のようなちょうどいい地方都市は「小さい事業者がお互いに協力し合って共創するスタイル」がつくりやすい土壌があると思うんですよね。しかし濱名さんは多才ですよね。肩書きはいくつおもちですか？

濱名　肩書きですか、うーん、なんなんでしょうね？
　今は複数の肩書きをもっている「パラレルワーカー」のような働き方を目指しています。
　「IT企業の濱名」「地方都市のDXアドバイザーの濱名」「地方移住ブ

ロガーの濱名」、そして「超倹約家の濱名」みたいな（笑）。
　地方の良さは「**何者か名乗ってしまうと一気に目立てる**」ところですよね。そうすると自然と行政や他の事業者さんとつながることができる。

元廣　それは私たちも恩恵を受けたところがありますよね。急に出てきた健康経営の事業をここまで受け入れて後押ししてくださったのは、島根県や松江市ならではと振り返っています。

濱名　本当にそう思います。あと地方都市って課題が山積していて、日本の地方は世界でも一番最初に消滅してしまう可能性がある「**課題先進地域**」でもあると考えています。でも一方で可能性にも満ち溢れている。この現状を「**ピンチをチャンスに変える**」の精神でITの力を使って少しでも食い止めることができないかなと考えたりしているんですよね。
　あと、私は地域が存続できるためには「健康」がすべての根本にあると思うんです。「健康を通じた持続可能な地域づくり」をする上で、

Canvasさんと一緒に様々なチャレンジをして、それを「地方の成功モデル」にしていきたいと思います。

これからも長くお付き合いできることを楽しみにしています。ありがとうございます。

元廣 ヘルスケアとITで業種は異なりますが、濱名さんとはこれからも価値観や哲学の深い部分で共通点を感じ、一緒に取り組めていると思っています。島根で生まれたモデルが全国に広がり、多くの働く人々が救われることを目指すのが理想です。濱名さんとなら、その目標に向かって一緒に進めるかと。これからが楽しみですね。

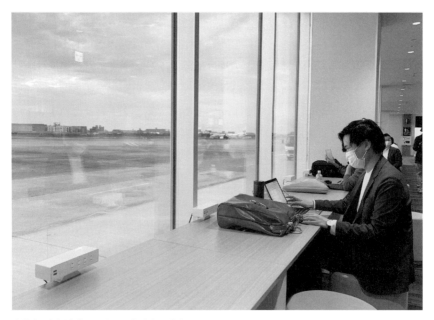

出張中に福岡空港でたまたま仕事中の濱名さんと

老舗企業とベンチャーによる職業病予防クッションの開発

〈 開発2 〉

　創業145年の島根県を代表する超老舗寝具メーカーの「浅尾繊維工業」と印刷に止まらない幅広い事業を展開しておられる「千鳥印刷」とCanvasのコラボ商品「すわり〜な」の開発ストーリーです。

　創業145年の寝具メーカーと創業1年のベンチャーがなぜともに製品開発をすることになったのか、そこからどういった価値が生まれたのか赤裸々にお話ししてみました。

元廣　今回の職業病予防クッション「すわり〜な」制作プロジェクトの出会いから振り返ってみましょうか。

渡部　元々、私と浅尾社長はつながりがあり、ずっと浅尾社長から世間話のように面白い商品アイデアを聞かせてもらっていたんです。その中で、私たちに何かお手伝いできるかなと思っていた時に、元々の高校の同級生である藤井くんに連絡してみることになりました。健康の分野で頑張っていると聞いていたので。

藤井　連絡が来た時はびっくりしましたが、うれしかったですね。まさか昔の同級生からこんな形でつながってくるとは。もつべきものは友です（笑）。しかし、地方を基軸に仕事をしていると「人間関係でつながる」ことが多いですよね。

元廣　特に初期は今までつながりがあった人から話が波及していきましたね。浅尾社長は製品開発に関してどういった課題感をもってらっしゃったのですか？

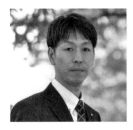

浅尾大介
Asao Daisuke

1974年生まれ、島根県出雲市出身。1998年浅尾繊維工業株式会社入社。大阪営業所、本社製造部、本社営業部を経て2018年、代表取締役社長に就任。2022年6月、クラウドファンディングMakuakeにてプロジェクト実施。西日本を代表する寝具メーカーとして、全ての人によりよい眠りの提供を目指している。

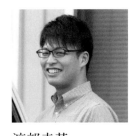

渡部幸基
Watanabe Kouki

1988年生まれ、島根県松江市出身。千鳥印刷株式会社所属。サービス・商品と、消費者を結ぶコミュニケーションを専門分野に、様々な業界の課題と向き合う。広告プランニングから企業ブランディング、イベント企画まで事業領域は多岐に渡る。

浅尾　そうですね。我々は寝具メーカーで、基本的に販売店への卸しが中心でユーザーの方への直売は行っていませんでした。そういったことからも医療・福祉の現場の方々と出会うことはあまりありません。ましてや製品を一緒につくるなんて展開はまずあり得ない話でした。

元廣　そういった中で、今回渡部さんから連絡があり、このプロジェクトが動き出したわけですが、どういった想いからそんな流れになっていったのですか？

浅尾　そうですね。率直に言うと、弊社の人間は「頭の中が凝り固まっている」印象がありました。一般的な布団の形をベースにして素材や中身を変えるぐらいの発想しか出てきませんでした。しかし、それでは時代に求められる変化が起こらないと思っていました。こういった現状から「**異業種の力を借りる**」ことが必要だと思い、渡部くんに話をしました。

渡部　浅尾社長がそういったことをしたいと知っていたので、Canvasさんに話をしやすかったですね。

元廣　私たちもこの健康経営の事業をやっている中で浅尾繊維さんのような歴史ある寝具メー

カーに出会うことはなかったと思います。なので、渡部さんがこうして仲介していただきご縁をいただけたことは本当にありがたいですね。浅尾社長におうかがいしたいのですが、実際にCanvasにつながって出会った時にどんな印象をもちましたか？

浅尾　作業療法士さんの仕事はあまりピンときてなかったのですが、職業病を未然に防ぐお仕事をされているとのことで、何か専門的なご意見をいただけるのかなと感じました。その日のうちに工場のほうも見ていただきましたね。
　身体のケアも必要ですが、寝ている時間も同様にケアする時間なので、共通するところがあるなと感じました。Canvasさんから「ご一緒に製品をつくりませんか」と言われて、それまでの流れに特に違和感はなかったです。

渡部　最初の段階で各社に手間がかかる部分はありましたが、元廣さんが最初にプロジェクトにかかわっている組織が「三方よしで進めよう」と言ってくださったので、スムーズに開発まで進めましたよね。

元廣　ありがたい言葉ですが、何より浅尾社長の懐の広さがプロジェクトを進める上での「**安全な場**」をつくったと思っています。赤裸々に考えていることを話し合うことができたんですよね。今回、関与した三社それぞれの柔軟性や許容力がプロジェクトの基盤をつくったと感じています。
　初期はSWOT分析やマーケティングの手法を使って浅尾繊維さんの社内・社外の情報を整理しましたよね。

浅尾　普段の仕事や会社の歴史については社内でも話題になることはありますが、外部の目から見てもらうことで当たり前だと思っていたことが当たり前ではないと感じました。そして、外部、内部の強みと弱みを可視化するプロセスで「これとこれがストーリーでつながるんだ」という新たな発見がありました。

藤井　情報整理の後、製品開発のコンセプトを明確にしましたよね。よくこういったプロジェクトでは新し

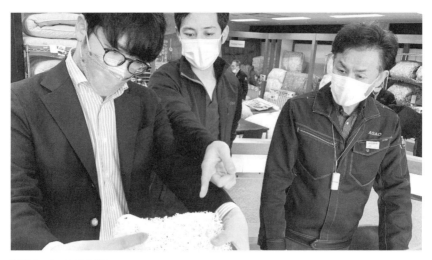

開発ミーティングの様子

くて目を引くものをつくろうとして
しまいがちですが「浅尾繊維のもっ
ている技術力やストーリーを生かし
て製品づくりをしよう」という会社
の本質的な強みをみんなが意識した
ことで、プロジェクトの軸がぶれな
くなった気がしているんです。

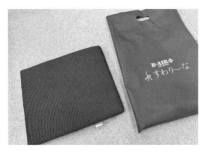

共同開発した商品「すわり〜な」

その前提をもって実際の製品づく
りに移り、Canvasの知見と浅尾の
技術のコラボレーションとして「**職
業病予防の高性能クッション**」をつ
くる流れになりました。

浅尾　自社工場があるので、サンプ
ルづくりはスピーディに行えました。
何度もつくりながらユーザーの意見
を取り入れることを意識しました。
そのフィードバックを生かして何度
もプロトタイプをつくりながら形に
していきましたよね。角の部分を綺
麗にしたりステッチの部分なども徐々
に商品らしくしていきました。

藤井　ユーザーの声をより詳細に聞いていくために「体験会」を開催できたことも大きかったですね。複数のプロトタイプを試してもらいながら一般のユーザーの意見を取り入れていきました。

浅尾　通常は販売店に卸す形をとっているので、ユーザーの声を聞く機会は少なかったです。体験会のような場で「直接の声」をいただけたことは大きな出来事でしたね。さらにクラウドファンディングを通じて製品のストーリーがまとまった気がします。普段の商品ではそういったプロセスを経ることはありません。ストーリーをつくることが苦手な会社ですので、本当に貴重な経験をさせていただきました。

渡部　私はこのプロジェクトで「価値の掛け合わせ」が起こったと思っているんですよね。Canvasが地域から注目を集めている中での反応もありましたし、浅尾さんの商品の良さをよく理解している方も地域にいたため、「お互いの信頼が掛け合わさって」プロジェクトが実現しました。

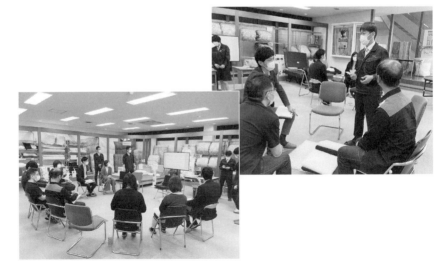

体験会の様子

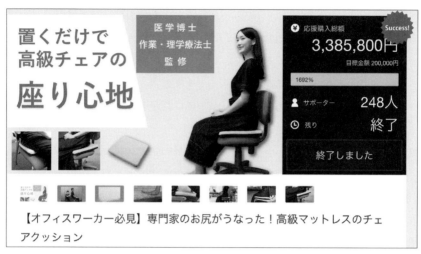

置くだけで
高級チェアの
座り心地

医学博士
作業・理学療法士
監修

応援購入総額
3,385,800円
目標金額 200,000円

1692%

サポーター 248人

残り 終了

終了しました

Success!

【オフィスワーカー必見】専門家のお尻がうなった！高級マットレスのチェアクッション

すわり〜なクラウドファンディング　1692％達成の大成功

浅尾　クラウドファンディングは初めてで、成功するかどうか不安でしたが、終わってみると300万円以上の大成功で安心しました。消費者の目線に立つことができた結果だと感じました。

渡部　私がクラウドファンディングのサポートをする中で、浅尾社長や作り手の想いをしっかりと聞くことができました。お互いが一方通行でない「共創」のプロジェクトから、多くの人が共感できる「体温を感じる」商品が生まれたのだと思います。

元廣　素晴らしかったですよね。私としてはかかわった企業や個人の可能性を引き出すきっかけになってうれしかったです。また、地域で「145年の歴史をもつ会社と創業1年のベンチャーが協力するプロジェクト」は新しい切り口だったと思います。こうしたプロジェクトは大企業が地域を食いつぶす形になりがちですが、地域の中で異なる価値観をもつ二つの企業が「地域共創」することに価値を感じています。ありがたいことにメディアも反応してくれましたよね。

浅尾　Canvasさんの関与により商品に説得力が生まれたのは大きかったと思っています。ただクッションを作って売るだけでは、今回の価格では売れなかったでしょう。だからこそ「誰がどういう想いでつくったのか」が重要だと感じました。

藤井　専門性が融和した感じですね。寝る専門の浅尾繊維さんと働く専門のCanvasが融合し、商品という形で具現化されました。

元廣　ビジネス的な観点から健康経営の市場が拡大していることを日々感じています。仕事の環境改善や快適な睡眠の重要性が広まる中で、眠りの価値を向上させる取り組みが広がっていくと思っていたので、まさに時期も後押ししたのだと思います。
　睡眠は人間にとって基本的な欲求であり、働くことも同様に必要です。そうした専門性をもつ会社が協力したからこそ、いい商品をつくることができたのだと感じています。

渡部　そうそう。実際に愛用者から「坐骨神経痛がなくなった」といっ

たお話をいただけた時はうれしかったです。そういう力をもつ商品ができたことを再確認しました。

浅尾　買った人の意見を直接聞けるのはとても良いことですね。普段、消費者の方はなかなか良いことを言ってくれませんが、悪いことはよく聞きます（笑）。

元廣　それはつらいですね（笑）。さて、締めに入りますが、浅尾社長、「地域で異なる領域の企業が協力する意義」はどこにあると思われますか？

浅尾　今回はプロジェクトを通じて新しい発見や様々な意見を聞くことができ、発想が変わることもありました。双方の会社のために非常に良い出来事だったと思います。
　ちなみに社員がこのプロジェクトを通じて初めて自分がつくったものを使ってくれているユーザーを見ることができたケースもありました。そうしていくと新しい風も入り、仕事に対しての意識も前向きに変わるんですよね。

そして何よりメンバーがそれぞれ「ワクワク」していたように感じます。「今までに前例がないからやらない」ではなく「失敗を恐れずに何でもやってみること」が大切だと感じます。

元廣 素晴らしいですね。私としてはプロジェクトがかかわった企業や個人の可能性を引き出すきっかけになったと感じています。また、地域での人のつながりを大切にすること

がこうした出来事につながるのだと再認識しました。

藤井 プロジェクトが終わった後もかかわらせていただいていることはありがたいです。今後ともよろしくお願いいたします。

浅尾・渡部 ありがとうございました。引き続きよろしくお願いいたします。

参加者とともに創る
リカレントプログラム
「スタディツアー」

　島根県松江市横浜町で川村さんご一家が実家の神具店を改装してつくった、町のコミュニティスペース「よこばまギャラリー」。そこで全国の方々をお迎えして開催される2泊3日の学び直しのプログラム「スタディツアー」を開催しています。なぜそうしたプログラムが生まれたのか、どういうきっかけでセラピストの学び直しが必要だと考えたのかなど創業者2名でラフに語ります。

元廣　では、改めてCanvasのスタディツアーについて話しましょうか。これまで15回近く、全国の方々をお迎えして実施してきました。どういった経緯でスタートしましたか？

藤井　最初は、CBR（コミュニティベースドリハビリテーション：地域課題解決型授業）プロジェクトを医療系学生向けに以前から行っていて、そこから着想を得ましたよね。
　イメージが頭の中にあったので、2泊3日のツアーを開催しようかと

話していました。全国の方々と一緒に「ともに学べる場」を創り上げることができればいいなと思っていました。

元廣　そうだったね。1日目は会社の創業の成り立ち、2日目は現場分析や経営者の方々とのディスカッション、グループワーク、3日目はその内容をまとめて発表という結構ハードスケジュールなんだけども、毎回参加者の方々とのインタラクションが楽しくてたまらないよね。

結構、初期の段階から毎月のように全国の方が満遍なくツアーに参加してくれて、自分たちも未完成ながら**「参加者と一緒に創り上げるプロセス」**に醍醐味を感じていて。形があまり固定されていないことが逆に強みになっているような印象があるね。

藤井 そうですね。毎回形が変わって一度たりとも同じプログラムがないのが面白いです。

元廣 そのプロセスから自分たちも

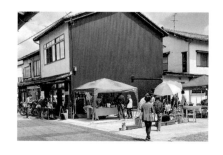

事業を構築する上で多くの学びを得ることができたのかなと思ってるけども、藤井くんはどう思う？

藤井 現場を見ながらディスカッションをすることで、考え方や物事

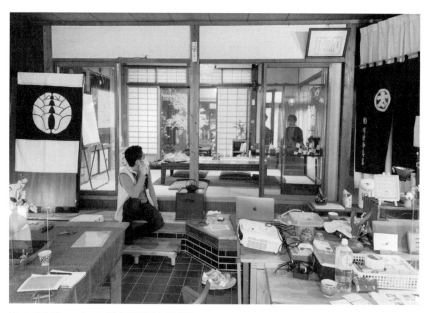

「よこばまギャラリー」（島根県松江市横濱町）

の見方を一緒に学ぶことができる感覚がありますね。ツアーによって様々なバックグラウンド（医療職、IT、コンサル、学生など）の方がいらっしゃるので常に新しい視点も感じることができるんです。

あと、ツアーに参加していただく方々とのディスカッションの中で、普段考えていることを他人に話すために「言語化」し整理する必要が生じました。また、「<u>顧客の声を聞くことの重要性</u>」を再度認識することができたんです。

元廣 参加者からは様々なフィードバックがあるけれども、「<u>潜在と顕在</u>」というキーワードは共通してよく出てくるよね。病院や施設セラピストの仕事は、あるところで課題が顕在化している中でサービスの質を高めていくことが重要だけど、そこを飛び出すと、市場の潜在化しているニーズを見つけ出し、場合によっては新たに市場を創ることが求められるので。

藤井 「<u>自分たちが必要とされていない、存在も認知されていない中で戦う</u>」ということですね。

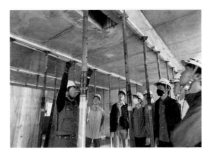

実際の現場から学ぶ（高千穂建設のマンション建設現場を佐藤社長が自ら紹介）

元廣 そうそう。医療の領域では「作業療法士です」と言えば「リハビリの人ね」と連想されるかもしれないけど、一般企業の中では「作業療法士です」と言っても相手にはピンとこないことが多いよね。

だからこそ色眼鏡を外して「<u>クライアントの真のニーズ</u>」に寄り添うことが重要であり、そもそも医療職はスタートラインに立つこと自体が職業のアイデンティティ的に本当に難しいような気がしてるんだよ。身をもって体験したというほうが正しいかな。そこをスタディツアーでは一部だけど体験できるのかなと。

藤井 一般企業での現場を見た後、セラピストのみなさんは「臨床が変わる」と言われますね。対象者が本

当に何に困っているのかを把握することができるようになったというニュアンスですかね？

元廣　病院や施設に所属している方々ももちろん気づいているとは思うんだけど、病院などの環境的に病気や身体の問題にフォーカスが当たりやすいと感じていて、「ここが痛い」「ここを動かしてほしい」といった身体に関するニーズに注目しがちかなと。**作業療法士が立ち向かうべき課題は「生活や人生」といった領域**にあるはずなのに、専門性が狭くなってしまう傾向を感じているよね。

藤井　自分も病院外で働くようになってからそれを感じます。保険内では様々な制約からできることがどうしても限られてきてしまいますよね。**本来、作業療法は相手との対話を通じて様々なものを作り上げることが得意**なのに、その強みが生かされにくい状況だと思います。

元廣　そもそも作業療法の歴史や領域を考えると、病院や施設では特定の枠にはまらざるを得ない気がし

ていて、教員をしていた時もそのジレンマでいっぱいだったね。教育にはスタンダードも大切だけど、同じくらい解き放たれることも重要かと思ってて。

　本来、作業療法は生活や人生といった領域、つまり「作業に焦点を当てるべき」資格なのに、狭い枠にとどまりがちなのが残念だなと思う経験が、今振り返ると多かったなぁ。

藤井　解き放たれて一歩外に飛び出すと、様々な人との対話を通じて新しいサービスやかかわり方が生まれやすいと思います。よこばまギャラリーの環境のように非日常の中で生まれるものもありますよね。

元廣　そうそう、個人的にもスタディツアーがその「転機」になってほしいという思いが強くて。ツアーの中ですぐに変化しなくても、我々の取り組みや顧客企業からの実際の声、ツアーメンバーからの刺激など、様々な要素に触れる機会が提供されることに意義があると思っているんだよね。この経験が数年後にも影響が出てくることでも十分に価値があるの

かな。

元廣　また、異なるカテゴリーの人々とかかわることで、**自分の「認識できる世界」を広げていく場**でもあると思うかなぁ。同じ職場や学会で集まると、話の「深まり」は得られやすいけど、「広がり」が生まれにくい傾向があるのかなぁと普段感じていて。

藤井　ツアーではグループワークなどを行いながら、参加者からは、現在の所属している病院などでは従来の評価に基づいた考え方、つまりモデル中心で考えることが多かったけれど、ツアーの中で会社を訪れると、相手が大切にしている「作業」をベースに考えることができるとお話しいただくことが多いですね。
現場のニーズの後にモデルがついてくるような印象があります。

元廣　こうした考え方は教育の中では難しいのかなと感じていて。**相手の真のニーズに寄り添えるかどうか**がスタートでなければ、「専門性の押し売り」になってしまう気がする

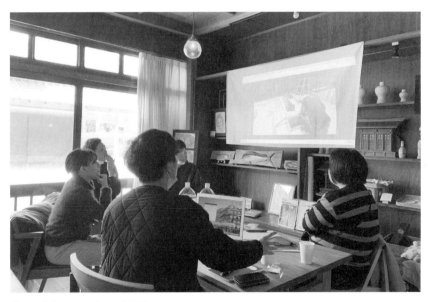

グループディスカッションの様子

んだよね。

藤井　私たちも臨床を経験したことがあり、急激な変化を感じました。これまでの考え方や捉え方から一旦シフトするような経験が生じるのかなと思います。

元廣　いわゆる「アンラーン（学びほぐし）」だね。養成過程を経て指定規則に基づいた教育を受けてきた方にとって、新たな「リカレント（学び直し）」の経験は貴重で、それを取り入れるプロセスが新鮮であり、業界ではあまり見られないものかと。

藤井　元廣くんが教員の経験をして

きたからこそのスタディツアーの捉え方があるかもしれませんね。

元廣　正直に言えば、教員をしていた当時「自分は、なんで教員やっているんだろう？」と立ち止まる瞬間があって。作業療法士の免許を取るサポートが目的になってしまい、<u>社会での作業療法のあり方を見失っていた</u>時期があったなぁ。それは果たして自分のやりたい仕事だったのかと疑問に感じたのも起業のきっかけの一つかなと思うんだよね。

藤井　なるほど。教員経験があるからこそ、こういった学びの必要性を感じていたんですね。

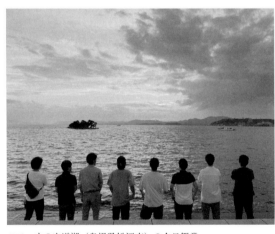

ツアー中の宍道湖（島根県松江市）の夕日鑑賞

元廣　もちろん、国が定めた基準は非常に重要であり、養成課程の指定規則を否定するつもりはないけれども。ただ、学生や現職者の方々に新たな広がりを見せることで、個人のもつ可能性を引き出す「余白の学び」が必要

だと思っていて。もっている個性や可能性を解き放つことが重要だと。

藤井 学生たちには異なる個性があり、既存の働き方にはマッチしない人もいるでしょうね。

元廣 きっと作業療法士として共感できる人もいると思うけど、「作業療法」という学問の幅や可能性は一つのスケールに収まるものではないのかなと思っていて。しかし、その表現方法がわからずに悩んでしまうのかなと。かつての自分がそうだったように。

作業療法の可能性は信じているけれど、どうやって表現や行動をすればいいのかがわからないのかも。

元廣 もちろん、私たちは他の人々が同じような事業をすることを求めているわけではなくて。それぞれが自分の形で作業療法の可能性を広げていくことができれば、十分に価値のある取り組みだと思ってるよね。

現在の所属での行動が変わる人もいれば、スタディツアーをきっかけに転職や起業などの一歩を踏み出す方もいるので、これからの将来の広がりに期待したいです。

藤井 そして、ツアーを通じて日本中の面白い考え方をもった方々とつながっていけることは本当に恵まれてますよね。

元廣 確かにそうだね。それは本当にこのツアーのもう一つの価値だと思う。

ご飯食べたり、観光したり、何気ない時間が「安心して話せる場」をつくってくれているのかなと。特に自分たちは地域に根づいた事業をやっているわけだから、参加者のみなさんにその土地のことを知ってもらうことで気づきもあると感じてるよね。

社会に対して価値を発揮したいのに、**その土地の文化や歴史を知らないのでは十分に地域に踏み込めない**ような気がしてる。

藤井 これからもどんな方とお会いできて、どういった気づきや学びが得られるかを楽しみにしてます。

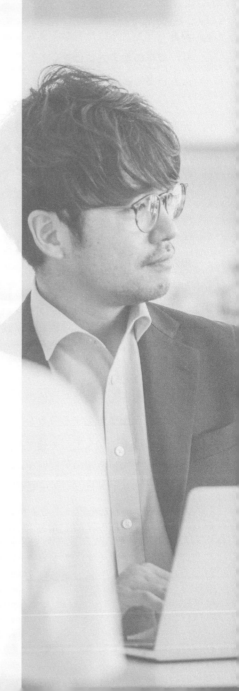

Part 4

地域の共創者
インタビュー

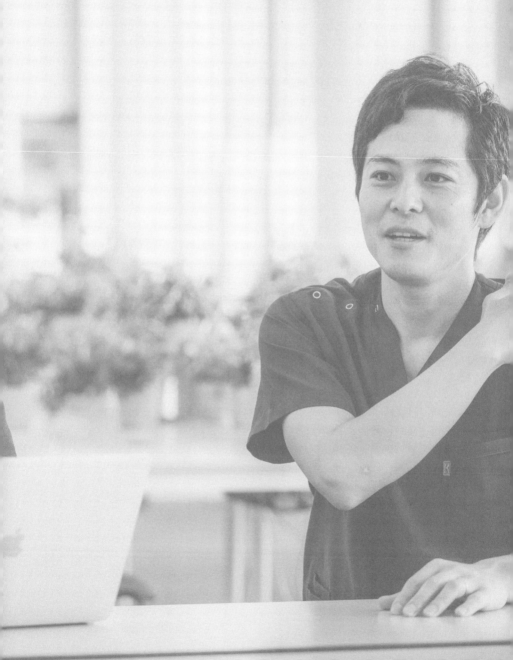

私たちとともに事業を「地域共創」した
産官学のキーマンにスポットを当て、
そのプロセスや意味を問い直す。

地域で多様な
ステークホルダーを
巻き込むこと

Prologue

　これまでCanvasが事業を地域で構築していく上で行政機関、教育機関、企業などの様々なステークホルダー（利害関係者）が力や情熱を注いでくださいました。ただ、その機関や担当者の方々も最初からそのような立場をとってくださったわけでなく、我々が歩んでいくかかわりの中で徐々に変化していったのです。

　ここまで事業を進めてきて、このプロセスは地域でプロジェクトや事業など何かを始める方々がみんな通るべき、非常に重要なものだと強く感じています。実際、そうした方々のかかわりがもしなければ、Canvasはこの世に存在していなかったと確信しています。

　本章では、そうした方々がどのようなプロセスで「共創者」となっていったのか、そしてその「意味」について、読者のみなさんとともに考えていければと思います。

1
■ 地域での取り組みにおける「共創者」とは？

　創業して2年経った今では、多くの方が事業を形づくっていくのに協力して

くださっていますが、起業した当初は、私たちの事業に関心を強く寄せてくださる方は、そう多くなかったと記憶しています。それどころか「この事業はどうせ失敗するから再就職先を探したほうがいい」「こんな事業にお金を払う企業があるはずない」などと相手にすらしてもらえないことも多く、苦しい思いをしていました。

　そうした中でしたが、不思議と会社自体も非常に小さい私たちに、将来の可能性を感じていただける方が少しずつ出始めてくるのです。よくある事業の「協力者」はもっている能力や人脈などを用いて、挑戦者をサポートしていく、いわば「一方通行」の構図だと思いますが、私たちが運よくご一緒できた「共創者」は「双方向性」であり、「目標志向」の考え方の持ち主です。まだまだ走り始めで、不完全な会社や事業について、一緒にどうしたらよりよくなっていくかを考えていく、つまり「ともに」事業を創り上げてくださった方々だと捉えています。

　こうしたプロセスを経た場合、事業や取り組みへの意識は私たちのものでなく「みんなで創り上げたもの」になっていきます。そのため、事業が「共創者のものでもある」という意識の中から、自然と紹介などで人が人をつないでいき、私たちだけが動くのとは別の流れで事業が拡大していくのです。

　これは経験に基づく個人的な意見ですが、周りの方々が「共創者」となっていく上で、挑戦者が意識すべきいくつかのポイントがあったように感じています。

　1つ目は挑戦者が「自らの原体験に基づいた話をすること」です。なぜこの事業が世の中に必要なのか、そしてなぜ、自分がそれをやる必要があるのかを熱量をもって語れるためには、自らの体験に基づいた話である必要があります。我々でいうと元々は病院で作業療法士として働いていて、働く現場の職業病の原因が放置されていたり、その認知が歪んでいることに強い課題感を感じてい

ました。そうして様々な企業や地域に調査をする中で現在の課題に出会ったのです。そういった意味からも、課題を見つけるプロセスで模索をすることも話の共感力を高めてくれるような気がしています。

　次に「**相手が受け止められる言語を用いること**」です。医療職がよく陥りがちな罠として、医療職の言語をそのまま社会に出してしまうということです。これをやってしまうと相手は途端に心を閉ざしてしまい、話を聞いてくれなくなってしまいます。自分たちが使っている言語は相手が解釈可能なものであるかをしっかりと考える必要があります。さらには使う言葉が「相手の課題感」にフィットしているかどうかも重要です。

　健康経営にかかわっているとよくある構図ですが、こちらが健康の話をしている場合に、相手は経営のことを考えており、顧客の中でそれらがつながっていないといったことはよくある失敗例になります。こちらが解決できる課題と相手が感じている課題感をつなぐことができると、そこから一緒に仕事ができる関係になることが多いと感じています。

　最後に「**自分が心地よくない場に出ていくこと**」です。どうしても医療など特定の領域にかかわっていると、同じ価値観の方々に出会い、仕事を一緒にすることが多くなります。ただ、実際に何かを始めるときには、自分の居心地のよい場所にいるだけではうまくいかず、自分自身が認識できる世界を広げていくことが必要になります。そうしたことからも、今いる心地よい場所から良い意味で心地よくない場所へ「越境」することが求められます。我々も元々は作業療法士としての感度だったところから、徐々に広げていくことができました。さらには「越境」を契機に今までかかわってこなかった経営者、弁護士、社会保険労務士、エンジニア、マーケターなど様々な方と仕事上でお付き合いすることができています。

私も元々医療従事者として医療機関で働いていた過去があるのでイメージができますが、こうした考えはなかなかもとうと思ってももちにくいのではないかと思っています。ただ、こうした一つひとつのアクションを恐れることなく実直にやっていくことから共創のプロセスは生まれていくのではないかと考えています。

2 ■ 多様なバックグラウンドの方々が事業に参画する意味

　セラピストが何かプロジェクトを起こしたり、起業をする場合によくありがちなメンバーを選ぶパターンとして、**「自分たちが認識できる能力をもった方々を集める」** ことがあると私は考えています。例えばセラピストであると病院で医療サービスを提供しているがゆえに医師、看護師、セラピストなど普段、目にすることが多い職種でチームを組んでしまい、今までの感覚から脱することができなくなる場面をよく目にします。

　これはあくまでも経験則ですが、**「自分たちの認識を超える能力や経験をもった」** 方々が「共創者」となったチームは幅広い視野で社会や事業を捉えることができ、何か不測の出来事があってもすぐに崩れない強さをもちます。Canvasもこれまで様々な会社の危機に直面しましたが、その度にそれを乗り越えれる知識と経験を有している専門家を即座にご紹介いただいたり、我々が考えつくことのできない切り口から突破口をご提案いただくことができました。今では、そうした「何か問題が生じた場合では、その専門家とともに解決策を練る」考え方は会社の文化としても根づいています。

　さらには普段交わらない専門性が交わった時には化学反応のように、これまでになかった切り口でのアイデアが出てくることがあります。斬新な切り口の

アイデアは同一性が高い人たちの集団からは基本的に生まれ得ないので、何かのプロジェクトを行ったり、事業を進めていく上で、他が簡単に真似することができない「競合優位性」をもつことになります。

　実際にCanvasのメインの事業である健康経営事業や、教育事業、研究事業、そして、それらのつながりは他の領域の方々との「共創」のプロセスから着想を得たものであり、もし仮に医療従事者だけの集まりでこれを構築しようと考えていたのであれば、生まれることはなかったと考えています。

　ここからはCanvasの始まりから現在まで様々な形でご一緒した多様なバックグラウンドの方々とともに、どういったプロセスで「共創」が生じたのかについて、対話をしてみようかと思います。

　1人目はまつえ産業支援センターで中小企業支援にかかわっている曽田周平さんとともに松江市が進める起業エコシステムとCanvasの関係性について、2人目はしまね産業振興財団で創業者支援にかかわっている布野卓也さんと創業者支援と起業について、3人目は岡山大学ヘルスシステム統合科学学域特任准教授であり、島根ヘルスケアビジネス事業のアドバイザーでもある志水武史さんと地方でのヘルスケアビジネスについて、4人目は健康経営を推進する全国区の会社であり、Canvasの顧問でもある長岡塗装店常務取締役の古志野純子さんと顧客企業の立場から健康経営のあり方について、5人目では島根大学名誉教授であり弊社の顧問でもある精神科医・産業医の荒川長巳さんと医療従事者がどのように一般の市場に出ていくのかについて、それぞれ対談形式でお話をしてみました。

まつえ産業支援センター勤務の曽田さんは、私たちの事業に初期から伴走して成長していく後押しをいただきました。支援機関の方というよりは友人に近いような親身なかかわりで会社を後押ししてくださいます。特にイベント開催などを通じてCanvasの松江市での立ち位置を構築したり、必要な人に出会うためのつなぎ役として常に力になってくださった方です。

そういった立場から支援機関と地域のチャレンジャーがどのように「共創」していくのか、またその前提にある「コミュニケーション」や「信頼」の重要性についてお話ししてみました。

元廣　曽田さんはまつえ産業支援センターの職員として創業半年くらいからCanvasの事業の流れを一緒につくってくださった方の一人ですよね。今となっては様々な機会でご一緒していますが、我々の最初の出会いは何だったでしょうか？

曽田　最初はSNSでオフィスの転居（テクノアークしまね3F）の情報を拝見したところから、活動のことを知っていて連絡しました。しかも自分の勤務している部署（テクノアークしまね1F）と同じ建物内だったので、一度ご挨拶したいなと思いましたね。確か一番最初は僕が一人でCanvasのオフィスを見に来た感じだった気がします。

元廣　そうでしたね。いやぁ懐かしいです。

Stakeholder
Sota Syuhei

まつえ産業支援センター

曽田周平さん

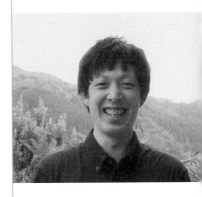

1990年生まれ、島根県雲南市出身。神戸大学を卒業後、2013年に松江市役所に入庁。生活保護業務、ふるさと納税業務を経験した後、2020年にまつえ産業支援センターに配属され、IT産業振興施策「Ruby City MATSUEプロジェクト」と起業施策「MATSUE起業エコシステム推進事業」を担当。挑戦者のためのコミュニティ「MIX」をはじめ、産学官金連携による新ビジネス創出支援の取り組みを支える。

私たちの最初の印象はどうでしたか？

曽田 これは今だから言えるのですが（笑）。
実は当初は事業のモデルが新しすぎたので、やろうとされていたことを半分くらいしか理解できなかったんですよね。ただ、話し方とか、聞き方とかが紳士的だったので、信頼感はありました。なので、一緒にいろいろやりたいと感じたんです。そこから上司に伝えて係長をオフィスに連れて行きましたよね。

元廣 そうだったんですか。いやいや、当時から言ってくださいよ（笑）。その後、話をまつえ産業支援センターに持ち帰られたと思いますが、センター内での弊社の印象はいかがでしたでしょうか？

曽田 センター内では、「やってることおもしろいね」「すごいね」と話があがっていたんですが、実際に支援機関として「彼らに対してどんなお手伝いできるんだろうか？」と迷いました。まだセンターでもベンチャー支援を始めたばかりだったので、どういった支援をすることが一番喜ばれるんだろうかということを考えていました。

元廣 これはいつも感じていますが、「どうやったら助けになるか」というのを一生懸命に考えてくださっていたのが印象的だったんですよね。そこから松江市のMIX（MATSUE起業エコシステム協議会）でMIX PoC（事業開発・検証サポート事業）の認証をいただいたり、各種イベントを松江市と共同で開催しましたよね。私たちとしては、会社の各ポイントでしっかりと支援をしてくださって、丁寧に伴走していただいたというイメージがあります。そこで聞いてみたいんですが、行政職員としてベンチャーにかかわる上で、気をつけた点はありましたか？

曽田 行政職員として気をつけるべきことは、「公平公正を保つこと」でした。そのため、どんな理由でセンター（市）がCanvasを支援するのかということを常に問いかけていました。補助金以外の方法でベン

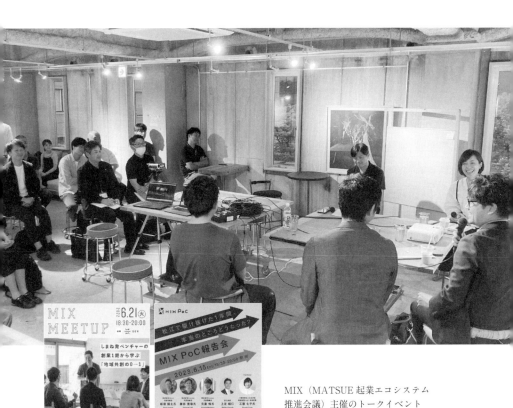

MIX（MATSUE 起業エコシステム
推進会議）主催のトークイベント

チャー事業に挑戦する人を応援でき
る仕組みがつくれないかと、頭を捻っ
て考えるきっかけになりましたね。
元廣　やっていく中で難しいことは
ありましたか？

曽田　うーん、一番はベンチャーが
刻一刻と状況が変わっていく中で、
その場その場のクリティカルな支援

は何だろうか？というのを考えるこ
とでしたね。あまり過度にかかわる
という形でなく、状況をつかんで必
要なものをお渡しするというイメー
ジを大切にしていました。

元廣　状況をつかむという点に関し
ては「コミュニケーション量」が大
事な気がしてますね。その時々でこ

ちらが何を考えてるかをわかっても
らわないと厳しいですよね。時間が
空きすぎると支援機関が事業の古い
情報しか知らなくなってしまうのが
すごく多いので。そういう意味でも
定期的に接触をもってくださってい
たのはかなり大きかったんじゃない
かなって思っています。

曽田 特に元廣さんがMIXのイベン
トに登壇者や参加者として参加して
くださることが多かったじゃないで
すか。それでタッチポイントが増え
たっていうのはありますよね。僕ら
は支援している会社のオフィスに訪

問して話を聞くだけなので、それで
は十分なコミュニケーション量をキー
プするのは難しいですよね。

元廣 それはかなり意識しましたよ
ね。特に創業1〜2年までのところ
というのは、可能な限り地方のイベ
ントなどに出て、顔をちゃんと突き
合わせるというか。そういう場に赴
くっていうことは非常に大事にして
きたので、行政側からそう言ってい
ただくと本当に報われた気持ちにな
ります。あとは、ポイントで提供し
てくださる提案がすごく核心をつい
てるのは何だったんだろうなと思っ

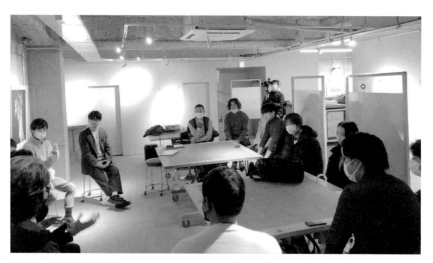

起業家や大学生などが集まる MIX のトークイベント（左隅：曽田さん）

Interview1　曽田周平さん

ています。

曽田　やはりコミュニケーションからですが、その会社がどんな支援を求めているかというのにばっちり当てはまることは難しいと思うんです。そういう意味でも「あまり踏み込みすぎない」ことも大切なのかなと感じています。必要な人を適宜紹介していく程度にしたりと邪魔にならない距離感もあるのかなと。

元廣　そうやって絶妙なご提案をしてくださって今があると感じています。この書籍をご覧になる方はこれから何かをチャレンジしようとする方が多いと思うんですけど、起業に限らず、何かをやろうとした時に行政職員の支援を適切に受けるために、挑戦者の方が考えておかないといけないことや行動すべきことってありますか？

曽田　それは本当にたくさんあると思います。Canvasの二人はそこをちゃんと押さえていたような気がするんですよね。まずは「その人となりが信用できるかどうか」ですよね。

そういったことはHPやパンフには書いてないので、直接的なかかわりの中で生じるものかと思います。「人間的な付き合いができるかどうか」が話していると透けるんです。そういう意味でもいきなり営業的な話を始めるのはいただけないんですよ。

元廣　なるほど、ただ経営的に追い込まれた人が営業的な姿勢で行政の方と話してしまう気持ちは少しわかります。我々も経営的に追い込まれていたり、お金がないときはちょっと反省するシーンがありました（笑）。「人間的な付き合いができる」っていうのが、キーだというのは多くの方が知っておくと良さそうですね。

曽田　行政職員がその人を他の関係者に紹介するときに変なことになるのはまずいじゃないですか。だから「信頼できる人だ」っていうのが最低条件なんですよ。Canvasはよく「松江市と一緒に事業を大きくしていきたい」って話してくれるじゃないですか。だからこちらもそういうスタンスであればご一緒しやすいですよね。支援機関としても「自分た

ちがそこにいる感覚」があるんです。

元廣 自分が口癖のように言っているので聞き飽きたかもしれませんが、「松江市に使ってほしいんです」という言葉を使うのは本心なんですよね。よくベンチャーってギラギラしていて自社が稼ぐことや大きくなることを考える人は多いですが、地域と根づいた形で経営する上では支援機関に「好きに使ってもらう」くらいが最適解だと思っています。

曽田 そうそう。よく、元廣さんが言ってくれる「自分たちはフリー素材です」はキャッチーでわかりやすいし、なんかいろんな媒体に使いやすい存在になりやすいですよね。実際にかなり多くの媒体で使わせていただいています（笑）。

元廣 ありがとうございます（笑）。あとは地域でやる上では、ちゃんと「地元に根づいた人物」が、それを言っているかも大事だと思うんです。Canvasに関しては創業者二人が松江市出身なんですよね。それがもし県外出身の有名大学出た人間が意気

揚々とＩターンでやってきてたら、こういうストーリーになってなかったんじゃないかと思いますね。

曽田 ストーリー的にも行政としても話しやすいんですよね。元廣さんだと島根大学でも研究員として所属していますし、地元に根づいていることの強みだと感じています。

元廣 前職の教育機関でも深く行政とかかわっていたので、なんとなくイメージはあったんですが、ここまで行政の方々が自分ごととして、この事業を支えてくれたりするとは思っていなかったんですよね。これから何かを始めようとされる方もきっと行政機関に出向くと良い支援者に出会えることもあると思うんです。

曽田 まぁ、全部当たることはないので、とにかく数打てば当たるの精神で入っていくと、タイミングがマッチすれば必要な出会いが生まれる気がしています。基本的には行政は市民、県民の生活をよくするために存在しているので味方なんですよね。ただ、医療従事者の方々が普段、接

触する行政職員って監査関係だったり部署が偏っているはずなので、怖かったり都合が悪いことを言われる印象もあるのかもしれません。そういった意味では幅広い部署の行政職員とかかわると活路が見出せるのかもしれませんね。

元廣　そのように行政から言ってもらえるのは、挑戦者にとって力になりますよね。少し聞いてみたいんですが、市としては弊社のような「新たなベンチャー」を介して今後どういうまちの未来を描いていきたいか、イメージがありますか？

曽田　支援機関と新しい企業が「ともに育っていく」ことが必要だと感じていますね。ベンチャー支援はまだまだの領域なので、これから体制を整える必要があるんですよね。
　その成長に合わせて私たちも支援をレベルアップする。ベンチャーが階段をつくって上に登っていくとすれば自分たちは、その成長に合わせて必要な形の手すりをつくっていくようなイメージですかね。

元廣　なるほど、すごくわかりやすい例えを、ありがとうございます。最後にこの本を見てくださっている、これから何かにチャレンジしようとしてる読者の方にアドバイスをいただけるとうれしいです。

曽田　コンフォートゾーン（ストレスのない居心地のよい環境や精神状態）ってあるじゃないですか？　そこから「抜け出す」ということでしょうかね。自分のレベルを高めたり、認識できる世界を広げるためには重要だと思うんです。そういう意味ではCanvasは、そこが強みでスピード感をもって進んだような気がしています。

元廣　自分の「心地いい領域を広げていく」ということですよね。行政の方が一歩踏み出しても大丈夫という安心感を与えてくださるのは、挑戦者にとっては本当に心強いメッセージだったと感じます。
　今日はありがとうございました。これからもよろしくお願いします。

布野卓也さん　しまね産業振興財団

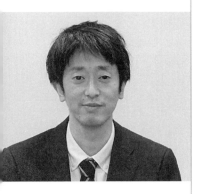

1978年生まれ。妻、子2人。2001年より中小企業の経営課題をワンストップ支援する「中小企業支援センター」である公益財団法人しまね産業振興財団に勤務。地域IT活用支援業務、島根県西部地域の企業支援業務、研究開発および知的財産支援業務、IT産業支援業務に従事した後に、ITを活用してオープンイノベーションの加速を目指す「しまねソフト研究開発センター」立ち上げを担当。総務業務を経て、創業・人材支援室にて創業者向けのインキュベーション施設入居支援や各種セミナー実施、製造業技術者向け人材育成やプロフェッショナル人材活用支援を担当している。

　しまね産業振興財団の布野さんはこれまでCanvasに必要な様々な支援のつなぎ役を県関係の職員として幅広く行なってくださいました。いつも冷静に物事を見て、時に突っ走る危なっかしい私たちの手綱を引いてくれます。

　今回はチャレンジャーが考えるべき「都合の悪い存在の声に耳を傾ける必要性」や「一歩踏み込むために必要なマインドセット」「支援機関の方々とうまくかかわっていくコツ」など支援機関の立場からお話をいただきました。

元廣　布野さんはしまね産業振興財団（様々な企業の支援をして産業振興を推進する機関）の職員として、弊社の創業半年くらいの時から様々な形で支援をいただいている方の一人であると思います。布野さんとのお付き合いってどれぐらいになりますでしょうか？

布野　そもそも、元廣さんが、島根の起業家スクールにご参加いただいた頃だったので、およそ2年前くらいですね。

元廣　となるとCanvasを創業してから半年くらいの頃ですね。イベントで最初に会ったときの印象はどうでしたか？

布野　元廣さんは、やっぱり「よくわかっておられる人」だなっていう印象が強かったです。起業家スクールの参加者の中で、これから起

業を検討されている人と比較すると、「様々なことがよくわかっているのに、なんで参加しているんだろうな？」っていう、そんな感じの印象でしたね（笑）。

　Canvasさんの事業についても話を聞きましたが、本当に面白そうな取り組みで、キーワードが「健康経営」だったので、今後、必要な事業者さんと幅広くお仕事をされるんだなと思っていました。

元廣　なるほど、ありがとうございます。その頃すでに起業をしていたのに起業家スクールで勉強し直していましたからね。もしかして浮いていましたかね（笑）。

　布野さんは、これまでたくさんの企業を支援してこられたと思うんですけど、「Canvasはちょっと他とここが違うね」みたいに感じたところがありましたか？

布野　基本的に私たちがかかわるのが、形がない立ち上げの事業者さんなんですね。そういう意味ではまだよちよちな部分が多くて、「さあこれからどうしましょうかね」ってい

う方が多いんですよね。Canvasさんはどちらかというとすでに事業がしっかりしている側で、既存企業に近いような印象がありました。

　事業計画もお聞きするとかなりしっかり作り込んでいる印象があって。ただ、まだ一部詰めが不十分な部分が垣間見えて「創業者だな」っていう部分もありながら、でも自信があるというか。

元廣　正直、先が見通せないので根拠のない自信でしたが（笑）。

布野　いや、やっぱり「**自信をもっておられるので、支援機関としても安心できる**」ところはあるんですよ。事業者さんが自信をもってないと一緒に前に進めないので、頼もしいなと思っていましたね。

元廣　それは強がっておいてよかったです（笑）。

　その出会いからおすすめいただいて、創業1年目の11月にテクノアークしまね（現在のオフィス）に入居させていただきましたよね。テクノアークには島根県の中小企業支援の

拠点やITなど幅広い公的機関が入っており、多面的にバックアップをいただきました。そこから会社の運命がガラリと変わっていったというふうに思ってるんですね。

　支援機関としてCanvasのこれまでに伴走していただき、意識していたことはありましたでしょうか？

布野　結構Canvasさんはたくさん動いておられたので、自然といろんな人に出会ってらっしゃると思っていて。無理に誰かを紹介しようとしないほ

うがいい感じがしていたのが本音です。元廣さんと藤井さんが人を惹きつける特性をもっていたというか。

　すでにいろんな人とつながりをもっておられるし、これからもそれが拡大していくのがぼんやりと見えていました。新しくビジネスを始めようと思うとそこが結構大事ですよね。

元廣　そうおっしゃられますが、私たちは産業振興財団さんの支援のバランスが絶妙だったような気がしているんですよね。必要な時に頼れる

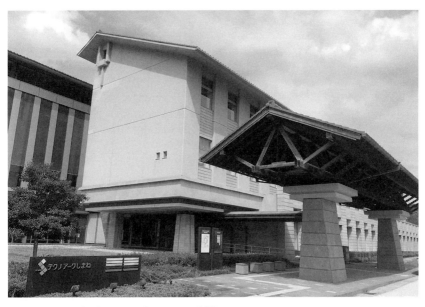

テクノアークしまね（Canvas の現オフィスの建物）

ところにいてくれるし、困った時に声をかけてくださるし、しっかり突っ込んだ方がいいところは突っ込んでくださる（笑）。

布野　若干俯瞰的にというか、あんまりガツガツ入るっていうのは、よろしくないかなっていう部分がありましたね。ただ元廣さんがフランチャイズ事業についてご相談をいただいたりした時には、知的財産の関係とか、契約の関係だったら、財団で様々なサポートができると思い、幅広くご一緒することができました。あとその時にも少し「都合の悪いこと」を言うことも意識していました。それはあまり距離が近すぎるとできないことですからね。

元廣　私たちとしても何か後ろで見守ってくれてる安心感が強くて。そして困った時には、駆け込み寺になっていただける機関が同じオフィスにあるのは本当に助けになりました。そして時には、ちゃんと批判的吟味もしてくださる。将来的な成長も考えると「耳の痛い話をしてくださる人」が重要だと思うんです。だから

こそ僕らも安心していろんなことができたり、困った時やちょっと不安なときは相談しに行ったりできていました。

布野　ただ、やはりCanvasさん、一気に忙しくなりましたよね。最初はもうちょっと気軽に僕なんか遊びに行けていましたけど、最近なんかもうとても忙しそうで（笑）。だんだん2年目ぐらいになると、もう忙しいので無理に会わないほうがいいなっていう感じはあって。なので、荒川長巳先生と一緒に月1ぐらいでメンタリングをやってもらうのに一緒にお邪魔しましたよね。最近では新入社員さんが入られて、うまく会社に順応されるかどうかといったところも一緒にお話しできて、それは良かったかなと思ってますね。

元廣　支援の形が会社の成長とともに変化していきましたよね。当時、ホワイトボードなど使って、最初に「どういうふうに会社を進めていったらいいか」みたいな社内ワークショップを布野さんと荒川先生でご一緒にやっていただいていたのが、

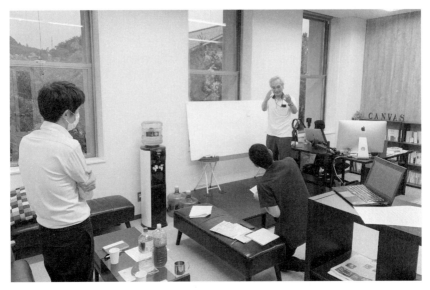
一緒に事業開発を行う定期ミーティング

懐かしくってうれしかったですね。外部からあのような目や意見をいただけるのは「事業の客観性を担保する」という意味でも助けになりました。

布野 当時でも2人は大体やりたい方法、方向性をもっていて、それが見えてるからこそ、ワークショップでも考えの書き出しをどんどんされてましたよね。

元廣 自分たちの中での考えはあってもアウトプットを他の方にするこ

とは貴重ですよね。自分にとっても事業戦略を立てる上で、様々な着想に至るためのヒントをいただいたんです。本当に良い機会だったと振り返って思いますね。

布野 個人的にもCanvasさんが、どこに向かっているかを知れる良い機会でした。

元廣 この書籍ですが、「自分のビジョンを事業にしたい」と思う方々が読まれるケースもあると思うんです。でも、私たちがそうだったよう

に、支援機関の方がどんなことをしてくれるかわからなすぎて、踏み込めない人がすごく多い気がしているんです。

うまく支援機関の方とかかわるコツってあるんですか。

布野 コツかどうかはわかりませんが、要するに「ご自身がまず、何がしたいを明確にされたほうがいい」かなと思います。こちらから「何がしたいですか?」っていうふうに聞いていかなきゃいけなくなると、支援の道筋が見えなくなってしまいますからね。「なぜこういうことをやろうと思ったか」「理想は何年後ぐらいには、こういうふうになっていたい」など想いをお話していただくと、我々が理解できるんですよね。

そうすると、人によっては「こういう勉強をまずされた方がいいんじゃないですか」とおすすめすることもあるだろうし、私の立場的に言うとインキュベーションルーム（創業期のレンタルルーム）もあるので、「こういう所に入りながら進めていかれたらどうですか」っていうような紹介や提案もできると思っていて。な

ので、まずは最低限こんなことをしたい。

「誰に向けて、どんなサービス提供したい」というところをある程度、自分で描いてもらいたいですね。それが難しいとなると、勉強会やセミナーなどの機会で起業された方のお話を聞くと良いと感じています。

元廣 これは適切な表現かわかりませんが、かかわっておられる事業者の中でも、何か支援機関が「力を発揮しやすい事業者」と「そうでない事業者」ってきっとあると思って。もちろん行政の立場は公平、公正であることが原則でしょうが、いかがでしょうか?

布野 そうですね。「記憶に残る」っていうのが結構重要で、そうすると「この会社さんはこんなことをしておられますよ」っていうのをどこかの場面で伝えることができるんですよ。CanvasさんはSNSも活用しながら情報を出しておられますが、直接でも間接でも定期的に情報が入ってくるのは大切ですよね。そうすると「この人たちは大丈夫」という感

情が出てくるというか。

元廣　私たちは本当に様々な支援機関に恵まれたと思っているんですが、確かに「記憶に残る」ということはかかわりの中でも意識していたように思います。情報発信も適宜していくと、何か記憶に残る、つまりCMみたいになっていくと思っています。

布野　あとは「情熱があるか」もポイントでしょうね。「この人、本当に大丈夫かな」とか、「本当にやる気あるのかわかんない人」っていうのも中にはやっぱりいらっしゃるんですよ。その人たちに対して積極的に支援していいかわからないこともありますね。やり方は様々あっていいかと思いますが、「情熱をいかにして他者に伝えようとするか」に導かれていろいろ動くのかもしれませんね。

元廣　なるほど、ありがとうございます。最後にこれから何か起こそうとしている方々に、一言、支援機関としてメッセージを渡すとしたら何かありますか？

布野　「誰かと話をしてください」っていうことですね。まずは自分がこんなことやりたいなと思ったら、誰か信頼できる人に話をするところから始められたらいいんじゃないでしょうか？　それがもしいなかったら支援機関を頼ってもらうというのは、方法の一つとしてあるのかなと思います。

そこから人のご縁がつながってビジョンが実現していくと思っています。なので、「アイデアがあれば自分だけで悶々と考えているのはもったいない」ですよ。

元廣　またここから多くの方がチャレンジに向かってくださるとうれしいですね。貴重なメッセージをありがとうございます。

志水武史先生は、島根県ヘルスケアビジネス事業化補助金に創業時から2年連続で採択をされている中で、Canvasの事業アドバイザーとして伴走していただきました。現在は岡山大学大学院ヘルスシステム統合科学学域の特任准教授ですが、元々は日本総合研究所をはじめとした大企業で多くのビジネスのコンサルティングを行ってきた方で、いつも示唆に富んだアドバイスで私たちを導いてくださっています。

その豊富な視点から「地方から生まれるヘルスケアビジネス」の可能性について幅広くお話をさせていただきました。

元廣 志水先生は今、岡山大学の方にいらっしゃって、島根県のヘルスケアビジネス事業化補助金の採択の際にも、事業構築の伴走をしていただきました。一番最初Canvasの事業をみたときに、どういうふうに思われましたか？

志水 そうですね。「健康経営」っていう、その着眼点がすごいなと思ったんですけど、その分野ってすでに様々な事業者が入ってる世界でもあるんですよね。

確かに市場としては有望かもしれないんだけど、その分競合も多いところなので、お客さんに選んでもらえる「差別化ポイント」をつくってくのは結構難しそうだなっていうのが最初に思った印象ですね。

元廣 「差別化ポイント」ですね。ヘルスケ

岡山大学大学院
特任准教授
志水武史さん

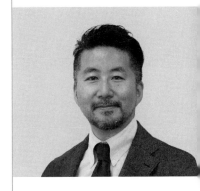

国内生命保険会社、生命保険協会、外資系保険会社勤務などを経て、1999年から（株）日本総合研究所勤務（2004年10月から1年間、伊藤忠商事㈱に出向）。2019年2月より現職。アントレプレナーシップや経営戦略に関する講義を担当。大学発ベンチャー創出支援を担当する学内組織のプロジェクトオーナーを務める。この他、岡山大学のオープンイノベーション・プラットフォームである岡山リビングラボを主宰する。

アビジネスにおける差別化をうまくやってる例や、どういった傾向があるのか、先生のご存知のところで、どういったサービスが「差別化」に成功していますでしょうか？

志水 これはいくつかやり方があると思うんですよね。よくあるDX（デジタルトランスフォーメーション）などもそうですが、やはりヘルスケア領域だと、なかなかユーザーが積極的にサービスを使おうというマインドになりにくい問題があると思うんです。

あとは、継続して使うという「**行動変容が起きにくい部分**」でもあるので、サービスをうまく使ってもらって継続する仕組みが入ってるようなサービスだと差別化につながるのかなと思いますね。

また、アウトカム（効果判定）をどういったところにもってくるかもサービスの購買につながるかにおいては重要な気がしています。

元廣 ありがとうございます。先生、覚えていらっしゃるかどうかわからないんですが、私たちは元々「従業

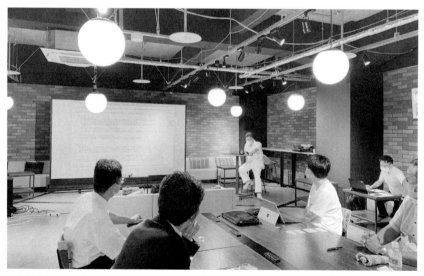

岡山県のももたろうスタートアップカフェでの志水先生の講義

員の健康」をアウトカムに設定して、サービスを展開しようとしてたんですけど、やっぱりサービスを導入するかどうかの決定権っていうのが、経営者にあるわけじゃないですか。そのために「経営者が求めるアウトカム」って何なんだろうってことを先生のアドバイスで初期の段階で突き詰めることができたんですよね。

そうしていくと、「生産性高く働く」「人が辞めない」「リクルートが成功する」というような、企業の存続可能性に直結する部分が可視化されるということは、非常に大事だという気づきがあったんです。

「健康と経営がつながる」っていうのを、経営者の方に感じていただくというのは、先生のご助言から創業半年以内に取り組んだポイントの一つだったんですよね。

志水 なるほど。それはうれしいですね。「健康経営」というワードは流行りなんですけども、ほとんどが「経営者にとっての価値」に踏み込んで提案できてないのが多いんですよね。

ヘルスケアの場合は、その経営者にとっての「行動変容ポイント」が何なのかっていうことを考えると、元廣さんが言われるように、健康も確かに大事なんだけど、それ以上に生産性向上とか「企業の経営にどう影響」するんだっていうとこが見えてこないと、投資しようという気持ちにはならないですよね。

元廣 しっかりと相手に寄り添ったサービスを構築できるかにこだわりました。一方的にこっちが「従業員が健康になるよ」っていうことを押しつけても、相手にとって「自分ごと」になってないので、すべての関係者の行動変容につながらないんですよね。そのためサービスそのものを企業と「一緒に創ろう」という形をとったんです。

課題解決策を一緒に会社とともにつくっていくやり方をとると顧客企業のみなさんが「自分たちがつくったサービス」と思うんです。そうなると会社の中での浸透以外にも関連の組合に伝えたり、同業他社に伝える反応が起こりました。

そういった行動変容のアプローチからサービスの拡大が起こったのはケーススタディとして面白い流れだったのかなと感じています。

志水 そういう会社の働き方に関する課題に対して「解決策を一緒に創る」というのは非常に新しい取り組み方法ですよね。だから、単に「自分たちが創ったものを使ってくださいよ」っていうんじゃなくて、一緒に創造していくのは非常にいいなと思う反面、結構、大変そうだなというふうに思うんですけど、そこはどう超えられたんですか？

元廣 そこの部分はある程度、効率的にやっていく方法を走りながら構築できたんです。サービスの質を担保しようと思えば、実際に介入するサービスでないといけないのですが、属人性が高すぎると、再現性や拡大の難しさが問題になりますよね。

なるべくITを利用したいけれどもやっぱり「共創のプロセス」はITだけでは無理だというのが今のところの我々の考えなんです。人がかかわる必要があるところは人が、そうで

ないところはなるべくIT化を意識しました。そうして人とITの「ハイブリッド型」のサービスというのが今、Canvasの根幹にはなっているところがありますね。

これからの課題としては「<u>どうしても人がやらないといけない度合いを、見定めていくプロセス</u>」だと思います。現在、当初の10分の1近くの事業提供の負荷に落とせていますので、効率化できて50社近くへのサービス提供が、少ない社員数で実現できています。

志水 素晴らしいですね。そこのうまくデジタルに乗せられる部分とそうじゃなくてアナログで「Face to Face」でやらなきゃいけない部分、そこの見極めをしっかりやられてたのは、御社の強みですよね。

元廣 ある程度、一定の教育のプロセスを経ると、全国で同じような事業を担える人材は育てられると踏んでいます。ここのカリキュラムに関しては今、判断をしていますね。教育のプログラムがあることによって、全国で同じようなサービスを提供で

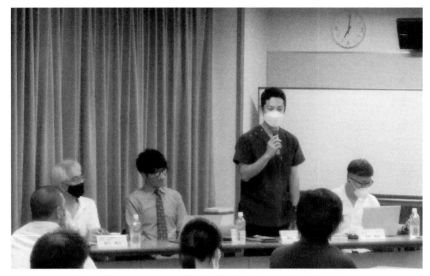
ヘルスケアビジネス事業化セミナーでの一幕（右端：志水先生、左端：荒川先生）

きる事業者をコンサルティングできるのかなと思っています。ありがたいことに事業のフランチャイズも20近くの都道府県の会社から手上げがあります。驚くべき反応です。

志水　コアコンピタンス（他社に真似できない核となる能力）をつくっておられて、それを真似できない形でフランチャイズモデルでもよそに展開していく。これがやっぱり地域発モデルの王道かなっていう気がしてるんですよね。オンラインやアプリで成立しちゃうサービスでは難し

いかもしれませんが、フランチャイズにしたときの求心力というか「**真似できない強み**」をもってないと難しいですよね。そうならないのがやっぱりCanvasさんのビジネスの強みですよね。

元廣　サービスもそうですが、「地域共創」のスタイルも簡単に真似できるものではないと思っています。産官学金の各機関との強いつながりをどう創るか、最近では地銀さんが新しく手上げをしていただき、弊社の営業もしてくださっているような

状況になっているんですよね。

こういう状況をつくれたのは、「島根だから」だと感じています。デッドファイナンス（金融機関などから融資を受けるビジネスモデル）で進めてよかったなっていうのが、心から今感じているところですね。

エクイティファイナンス（ベンチャーキャピタルなどから投資を受けるビジネスモデル）で都会から投資を受けていたら、多分「地域で」っていうカラーが薄まってしまって、難しかったんじゃないかなと思っています。

みんな「何億調達しました」って情報が流れてきて、気持ちがもっていかれそうになることもありますが、そこのファイナンスのモデル選択も重要な気がしています。

志水　だからCanvasのように地道にできるとこはデッドでやっていくとかいう形のほうが、地域のことをあまりわかってないベンチャーキャピタルに入ってもらうよりは、よっぽどいいんじゃないかなっていう気はしますよね。

元廣　それはひしひしと感じますね。例えばCanvasが完全デジタルのプロダクトを仕上げて出していたら、大手は、資本力で抑え込むことができるとわかっていますから、あえて「専門職の知見をビジネスに入れていく」ことが重要だと考えたんです。

あえて対面じゃないといけない。あえて専門性や教育が必要だと。こうした作業療法の専門性を生かしたアナログの要素が最大の参入障壁になっているような気がしているんです。先生とよくヘルスケアやデジタルに関する研修会等でもお会いしたり、いろんな知見を教えていただいたりする中で、我々が自然と組み立てた戦略なのかなとは思っているんですね。

志水　なるほど。今、ベンチャー創出に関して全国的によく叫ばれていますけども、やっぱりそのシーズ（商品価値や強み）とか専門職の知見をどう組み合わせていくのか、そこのコーディネート力みたいなところがやっぱり非常に重要になってますね。

Canvasの中に元廣さんのような研究者の方もいらっしゃって「専門

職やアカデミアのシーズの活用方法」の感度があり、ビジネスにどう組み込めばいいかっていうことがわかっていたのは、非常に強みですよね。

元廣 そうですね、ありがとうございます。

　島根県のような地方でビジネスをやる場合に、課題が手つかずで山積していて、だからこそ今回、このサービスで生まれたのかなと思っています。都会地だとその課題に対する事業って何らかの形でもう存在してるケースが多いんですけど、「<u>地方は</u>

<u>課題の宝庫</u>」だなと感じるんですよね。

志水 「都会のモデルをそのまま地方にもってきて、そのままやればいい」みたいな感じはうまくいかないんですよね。

元廣 本当にそう思います。最後に「<u>地域から生まれるビジネスヘルスケアビジネスの可能性</u>」について、お考えをいただければと思いますがいかがでしょうか？

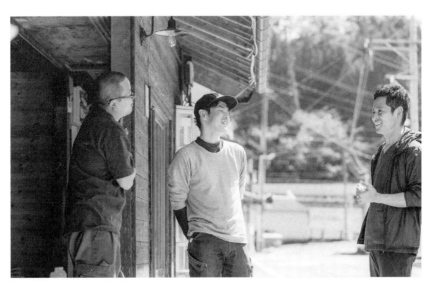

地域や業界ならではの課題感に向き合ってサービスを創る

志水　そうですよね。やっぱり地方発のビジネスの場合って、どうしても大都市部に比べると「使えるリソースが限られてる」わけですよね。だから何が強みかっていうとやっぱりさっき元廣さんが言われたように、「地域課題にもう直に面してる」っていうところだと思うんですよね。

それと「ステークホルダー（利害関係者）間の距離が近い」こと。ネットワークが構築しやすいというところが強みだと思うんです。

どういう課題であれば、それの解決に対してお金を払ってもらえるのかっていう見極めをちゃんとして、大手が模倣できない強みをどうつくっていくのかが大切。Canvasさんのようにそこの部分をちゃんと見極めて、強みとして磨き上げていくというところが、地方発のビジネスが今後全国展開していく上では考えなきゃいけない部分だと思いますよね。

元廣　ありがとうございます。まだまだ私たちも課題がたくさんある中ではありますが、地方発のベンチャーとして愚直にやっていこうと思います。

長岡塗装店
常務取締役
古志野純子さん

全国を代表する島根県の健康経営推進企業「長岡塗装店」の常務取締役として、長年社員の健康的な働きを支援してこられた古志野さん、いつもあたたかくまるで息子たちを見守る母のように、私たちを導いてくださっています。現在ではCanvasの顧問としてもたくさんのサポートをいただいています。「企業の経営者が健康経営に取り組む意義」、そして、どのようにそれを「会社の中で文化にしていくのか」について深く、長い経験をもとにお話しいただきました。

元廣　健康経営を推進する会社の経営者でもあり、Canvasのサービスを導入してくださっている企業でもあり、そしてCanvasの顧問として、それぞれのお立場からいろいろお話しいただけると幸いです。一番最初に、我々とお会いしたのはどのタイミングだったか覚えていらっしゃいますか？

古志野　私たちの会社（長岡塗装店）はここ8年目ぐらい、健康経営やヘルスマネジメントで認定表彰などをずっといただいてきました。特別有給休暇などの整備で、体調に不良があるときにはいつでも休むことができるという会社になっていました。
　ただ、私はずっと社員から休みの届けが出るたびに「休んじゃいけない」「この痛みはずっと続くのかな」「職業病だから当たり前だ」と話している彼らを見ながら、新入社員たち

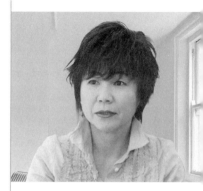

『社員の健康を願うことは、持続的な健全経営を望む上で最も大切である』という信念のもと、社員の多様なニーズを会社側が一方的に与える福利厚生ではなく、個々が働きがいを感じられる仕組みととらえ、健康づくりの制度を整えてきた。
2017年からヘルスマネジメント認定事業所（協会けんぽ）7年連続認定、同じく健康経営優良法人認定事業所（経済産業省）7年連続認定等の表彰、認定を受賞。
2023年「日本でいちばん大切にしたい会社大賞」中小企業基盤整備機構理事長表彰受賞

がこの会社に入ってきて、その言葉を聞いたら、どう思うかな？と感じていました。

「痛くなったら休めばいいんだ」という「職人の世界の当たり前」に、これで本当にいいかな？というのをずっと悶々と思っていました。

そうした悩みがある中でCanvasさんのパンフレットを見る機会があって、そこに「職業病を諦めない」っていうメッセージが、私が思っていたことと同じだったので、印象的でしたね。もうこれは絶対に会ってみたいなとこっちから思ったんです（笑）。

元博 それはうれしいお言葉ですね（笑）。実際に会った時に私たちを見てどう思われましたか？

古志野 まず「年齢が若い！」そして、こういう年齢の方が、全く真っ白な形がないところから事業を立ち上げたっていうことにびっくりしましたね。ある程度の年齢や経験があって、問題を掲げて起業というケースでなく、療法士として働かれた中でこの年で起業するってことは、よっ

ぽど何か問題意識が高いんだろうと感じました。私たちは医療で働いている人は比較的安定している職場じゃないかと思っていたので「これは何かあるんだな」って。

元廣 そう感じていただいてうれしいです。私たちも問題意識だけで飛び出したような無謀な起業でしたので（笑）。

古志野 具体的に療法士に会ったこともほとんどなかったし、私は体の痛みがなかったものだから、初めてこういう方たちに会ったんですが、やっぱり丁寧な対応で、こちらの理解ができるように話してくださるっていうことに感銘を受けましたね。すごく専門知識のある方は「後で調べてください」的なニュアンスも含めてとても難しい話をされる人もいらっしゃるかなと思います。でもCanvasさんはサービス提供をしている社員に対しても常に丁寧な応対だったので、「こういう会社とかかわればきっと弊社はもっと良くなる」と思って導入を決めた気がします。

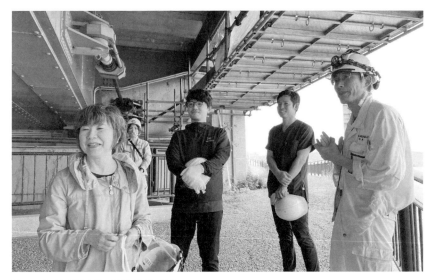

働く現場（宍道湖大橋の塗装現場）見学

元廣　この健康経営のサービス自体は形になり切った状態で踏み出したというよりは、未完成な段階で世に出しながら、企業の方々と一緒につくっていくってことを大事にしたサービスなんですよね。実際に長岡塗装店のみなさまもサービスを一緒に創っていただいたと我々は思っているんですけども、当初の段階で社員さんの反応は実際どんなものだったんですか？

古志野　個人差は多分あると思うんですけど、**最初に体の動きを丁寧に**一人ひとりと話しながら理解を促したところで、しっかりと信頼感をもつことができたのかなと感じています。とりわけ、うちの会社は私のこれまで進めてきた健康への考えと、とてもよく似ていたので余計に積極的に取り組めたと思っています。さらには健康経営を現場で働く人以外の支える側の役員、総務、営業なども理解していたので、さらに会社全体として「これに取り組むべきだ」という雰囲気はもてたと感じています。

　実際、現場で働く人たちは、先輩の痛みがなくなる、手が上がるとか

雑巾が搾れるなどの体の変化や、調査から何か月後に体操ができるまでのプロセスを見ているので、楽しみにしていたと思うんですね。そうしたことから急速に「相談してみよう！」という雰囲気も出てきたように感じます。

元廣　私もいろんな企業に実際に入っていく中でも、長岡塗装店さんはすごく、そこがスムーズだった印象があるんです。それはおそらく、長岡塗装店さんがこれまで育んできた健康に対する「企業文化」があるんじゃないかなって思っていますが、そこはどうお考えですか？

古志野　経営者側と従業員の信頼関係は1日、2日とか1年とかでできるわけではなくて、経営者とお互いによしっていうような気持ちになることって、本当に難しいことだと思うんですよ。何かいいことやろうと思っても、「あの社長にはついていきたくない」「あの常務とは話したくない」っていうような組織であれば、いくら優秀な人がいても力を発揮できない、もしくはいいとこがあれば転職して

しまうっていう流れは間違いなくどの会社にでもあると思うので。まずは「あの社長がすすめることなら」「常務があれだけ言うんだから」っていう信頼関係の中で、進んでいくことが私はすごい大切だと思っています。弊社が20年、25年かけて考えてきたというところはすべてのことにつながっていると感じています。

元廣　今では日本を代表する健康経営の企業の一つだと思うんですけども、「健康経営」という概念が実際に世の中に出てくる前から先んじて取り組んでいらっしゃった立場から、「健康経営」を進める上で外せないところとしてお考えがあればお聞かせいただければうれしいです。

古志野　メンタルと体の痛みとかって、やっぱりつながってる部分が多いと思うんですよね。だからそれを分けて考えるのではなくて、**社員が心身ともに健康であることを経営者が願っていれば、経営は必ず前向きによく変わっていく**と思っています。
　それを願わずして、「社員はしんどそうだけど、今は大変なときだか

ら仕事をこなそう」と健康を脇に置いてしまうとすごくリスキーだし、かえって危ないと思っています。もちろん、本業を一生懸命して利益を上げていくことが会社の目標だと思っています。けれども、そのためにはやっぱり「事業と社員の健康が両輪」だと確信しています。

私たちが経営をしながら頑張ることと、社員一人ひとりが健康でいてくれるってことが両方かなって、それで初めて会社は前にも上にもいけると私は絶対信じているので。だから健康づくりを「今はそうじゃない」とか「今はできない」と言わないでほしいなって思っています。

もし健康経営をやることを悩まれている経営者の方がいらっしゃったら、「社員が健康であるかどうか」をしっかりと今一度見てから、それで会社として、どの程度頑張っていくかっていう量とか質を考えるのがいいんじゃないかなと思っています。

元廣 「両輪」というお言葉がすごく心に響きました。社員の健康づくりが本業のついでのように思われている方も多いように感じています。

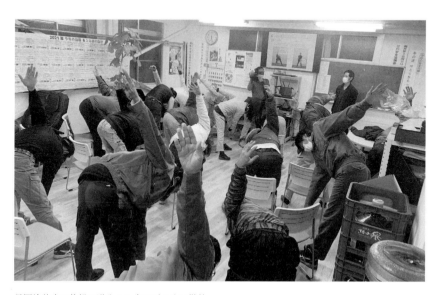

長岡塗装店の体操は導入から今に至るまで継続

そういった気持ちで取り組むと自然と健康づくりが形骸化してしまうケースを非常にたくさん目にします。きっとその**経営者側の「願い」が、会社の管理者や従業員に浸透して「文化」になっていく**というプロセスがすごく重要なんじゃないかなというのをお話し聞いていて感じました。長岡塗装店が歩まれた長い歴史の中で、私たちが学ぶべきことは本当に多いと強く感じています。

古志野　私たちは健康経営を進める上で「一人ひとりに寄り添った」形を意識しているんですよね。喫煙やノー残業デーなどもよく会社は一律で設定をしてしまうけれども、個人の事情なども把握して自由度を高く設定することもできると思うんです。特に顔が見える関係の中小企業だとそういったケアがしやすいですよね。

元廣　なるほどですね。「その人に焦点を当てる」という考え方は作業療法士が口癖のように使う言葉なんですよ。**「人に焦点を当てる作業療法」**という言葉がよく出てきたり、その理論とか理論背景があって、決

まった形を提供することだけが正解でないと思っているんですよね。我々のサービスも人と企業にやっぱり焦点が当たるべきで、その時々で我々が変化すればいいと考えています。

古志野　経営側でも、どうしたら一番理解してもらえるか、誰が言うべきか、どうやって説明するか、どのタイミングにするかというのを細かく考えて、毎日を経営していると社員も伝わりやすいし、受けとめてくれやすくなってきているのは、間違いないなと思います。

元廣　そういった哲学的なところで、一致する部分があったからこそ、ご一緒できたのかなというふうに思っています。すごくありがたいご縁でした。

　最後に「共創」というワードがこの書籍の全体のテーマになっているんですが、Canvasとこのサービスを共創して、これから未来にどんな価値を一緒につくっていけるか、ビジョンがあればお伝えいただければうれしいです。

古志野 「働いている人たちが、健康で幸せである」っていうことが絶対に企業の根幹であるべきと思っています。よく「企業は人だ」っていうけれども、単純に人じゃなくて「健康で明るい人、幸せな人」が経営の資本ですよね。Canvasさんの今後も様々な業態に入って、そういう会社が増えていくと私は信じているので。すごく単純に言えば楽しみだけれども、世の中が変わっていく瞬間を私の中では見ているような気がします。

　もし「働いている人たちが、健康で幸せである」という考え方について「それは違う」という人がいたらぜひ教えてほしいなと思うぐらい、この考え方しかないと思っているので。だからCanvasさんが成功することで私の周りも、それから島根県や松江市、全国も必ず幸せで働く人が増えて、そうやって経営者も自信をもって経営ができる人が増えていく。そうした未来をすごく見てみたいんです。だから私ができることやここまでやってきたことで参考になることがあれば、お伝えしたいと思っております。

元廣 本当にありがたいお言葉をありがとうございます。より多くの会社のお力になれるようにこれからも励んでいこうと思います。

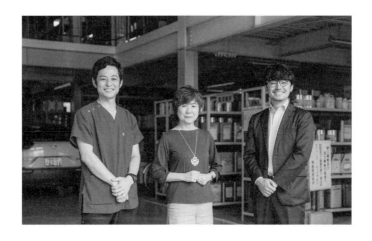

島根大学名誉教授
HIKIDASU みらい

荒川長巳さん

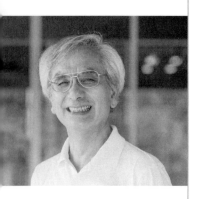

医学部卒業後、臨床医（精神科）を11年間、学生相談と健康教育を12年間、事業所内産業医を14年間経験。主に復職支援に従事したが、次々とメンタル不調者が現れ、結局「組織が環境変化に適応できないとき、相対的に弱い立場の人が病む（「病んでいるのは個人ではない、組織の方だ」）」という結論に至る。現在は、「HIKIDASU みらい」を開業して、組環境変化に強いメンタルヘルスの良い組織づくりを支援している。

産業医、精神科医、そして組織開発の専門家として、様々な職場の健康を守ってこられた山陰の産業保健のレジェンドである荒川先生。いつも痛快でストレートな表現で私たちを力強く導いてくださっています。これまでCanvasの顧問としても現場にもご一緒いただき、サービスの質を高めるために、様々なご指導をいただきました。その上で「医療職が企業の健康づくりに従事すること」の難しさや求められる姿勢についてお話しいただきました。

元廣　改めてよろしくお願いいたします。荒川先生は産業医、精神科医としても幅色いキャリアをお持ちで、組織開発の見識もおありで島根県の産業界にはなくてはならない存在だと思います。今ではありがたいことに弊社の顧問も務めていただいています。今日は様々なお立場からお話をうかがいたく思います。

　荒川先生に初めてお会いしたのはいつ頃でしたでしょうか？

荒川　確かCanvasさんが「テクノアークしまね」に入ったのが2021年11月くらいで、それから産業振興財団の理事の方のご紹介で布野さんと一緒に12月に初めてオフィスにきたのを覚えてるよ。産業振興財団の産業医をしているから、衛生委員会が終わって、その足でオフィスにきたよね。

元廣　そうでしたね。初めて我々と会ってみて、どんな印象でしたか。

荒川　当時、事業内容を聞いたとき、ぶっちゃけて「余裕がないんだな」と思ってたね（笑）。

　一生懸命事業内容を伝えようとしていたけど、とにかく追い込まれている感じ。

元廣　いやぁ、お恥ずかしい限りです（笑）。

　おっしゃる通りで創業2年以降の今と比べると全く精神的、経済的余裕がなかったんですよね。そもそも市場が存在しない事業だったので、顧客は決まらない、資金は底をつきそうで、とにかくギリギリでもがい

ていた時期だったように思います。

荒川　そうそう。その時さ、アドバイザー的にかかわっていた自分に対しての謝礼が、お金じゃなくて宍道湖（松江市の湖）で採った「しじみ」だった時はもう感動したよね。それで引き受けちゃうあたりが自分らしいって家族にも言われちゃって（笑）。

元廣　本当にお金なかったので。私たちの精一杯でした（笑）。

　常識外れですが、そんな会社らしくない我々のスタートから受け入れてくださった荒川先生の懐の広さには感謝しています。本当に頭が上がりません。

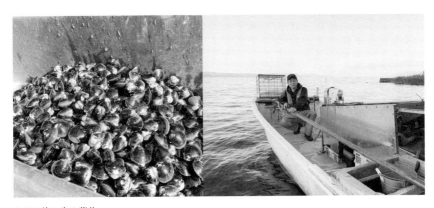

しじみ漁に出る藤井

荒川　そこから毎月メンタリングや産業医、組織開発の専門家として一緒に企業に入っていくという話だったけど、当初は顧客企業が決まらないから、数か月待たされたよね。「おいおい、大丈夫か」と心配してたよ。あと、ギリギリがゆえに一生懸命いろんなことに手を出そうともしていたよね。

元廣　荒川先生は、会社のメンバーの全員に余裕がなかった時期を知っている数少ない外部の方なんですよ。銀行口座を見ながら毎日のように絶望する日々だったんです。もう思い出したくもないですが（笑）。

荒川　いやぁ、大変だったと思うけど本当に今、会社が存続してよかったよね（笑）。
　そこから少しづつ現場に出られるようになったよね。確か最初はマエダプラスターズ（左官業）にご一緒したのよね。

元廣　一番最初に顧客企業に対して事業の説明をするところもご一緒してくださいましたよね。それで産業医の視点から事業をどうやって説明するべきかなどのディスカッションさせていただきました。

荒川　それから現場も見たね。蒸し暑い日だったけど、職人さんがブロックを積み上げている様子をじっと見てたよね。ちょっと離れて休憩して、しばらくしてから行ったら職人さんたちと仲良く喋ってるんだよね。後から聞いたら「じっと待ってると、あっちが話しかけてくる」って話してて、「こいつうまいな～」と思って感心したね。

元廣　そういうなかなかマニュアル化できないノウハウも我々の武器だと思っています。

荒川　ワークショップにも参加していろいろとディスカッションしたよね。最初は特にまだまだ荒っぽいなっていう印象があったけど。

元廣　我々が強く意識していたこととして「事業を荒い状態で世の中に出す」ことなんです。そこから様々なフィードバックをいただきながら

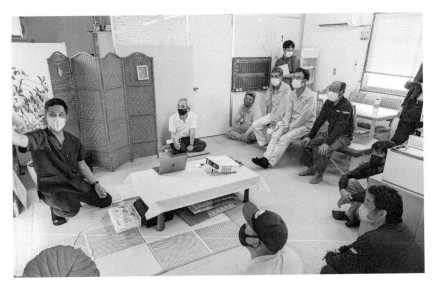

荒川先生とともにマエダプラスターズ（左官業）の現場ワークショップ

本当に顧客の方々に必要とされるサービスに仕上げていくプロセスが重要だと考えました。荒川先生が今までたくさんの企業で産業医や精神科医、組織開発の専門家として培ってこられた知見は、弊社のサービスを形づくる上で欠かすことのできないものでした。我々のサービスは施術などの個人へ向けたサービスと異なり、コミュニティマネジメントや組織開発といった組織への要素が強いですからね。

荒川　産業現場も「**利益を出せるか**というゴール」があるわけだ。社長としては限られた時間で成果を出さんといけない。そういった向こうの感度に寄り添えるかどうかが重要だと思うんだよね。

元廣　荒川先生のご指導をいただいてひしひしと感じているんですが、やはり我々セラピストは組織に関する知識や働く現場に対する感度の甘さみたいなのがあると痛感しているんですよね。そこを初期に特に支援いただいたのが、本当にありがたったですね。

荒川　やっぱり一番気になったのは「医療者目線」なんだよね。みんなが。誰が決済者で誰の許可を取る必要があるのか、社長、総務部長、人事部長などに伝わるプレゼンって、従業員に対するものとは全然違うんだよ。医学用語をそのまま話しても、病院では通用するけど、会社では全く通用しない。

元廣　私たちも痛感しましたね、この点は。私の個人的な感覚ですが医療従事者の社会起業で最も大きい壁はここだと感じているんです。みんな今までやってきたことをベースに話したいし、それ以外の話し方ができない人もいると感じています。

荒川　だってさ、1人で何億の借金背負った人の覚悟は違うよね。その人に気持ちよく報酬を出してもらうためには、やっぱそれなりの「何か」を伝えないと、決定できないんだよ。

元廣　自分たちの事業を進める上で、最初ってやっぱりもう決定的に、そこがわからなかったと思うので、それが徐々にわかってきたというか。

もちろん、まだまだ不足してますので一生勉強だと思っています。

　一つうかがいたいんですが、Canvasでこの事業を構築していく過程を外から見ていて変化をどう感じておられましたか？

荒川　最初はまだ仕組みになってなかったよね。それが徐々にマニュアル化されて再現可能になっていった感じかな。特に私がCanvasの新入職員さんの教育にもかかわっていたのでよくわかったね。

　あとはメディア出演の頻度と量はすごい勢いだったよね。ああいったプロモーションとゆっくり事業をつくるのを両輪でやっていたのがすごいよね。

元廣　それに関しては本当に恵まれているなと感じています。2年間で30近くのTV、新聞・雑誌などに取り上げていただきました。プレスリリースやメディア対応を前職で山のようにやってきた経験が活きていますね。多分、実際のサービス構築だけでなく、戦略的にプロモーションをやっていかないと会社がもたない

と読んで、初期から重点的に力を入れていましたね。

荒川　いやぁ～、それ正直教えてって感じ（笑）。

　そういったこともあって実際安心して見ていたね。**PRのスキルの高さが、この手の起業では重要で、それは作業療法士のスキルだけでは無理**だよね。その辺はCanvasに起業家的な素質があると感じてたね。

元廣　そこに気がついてくださる人は少ないので本当にうれしいですね。

　先生は医師としても長くキャリアを築いておられますが、そういった目線から感じることはありましたでしょうか？

荒川　医療の世界では、患者は「きついから助けてください」って言うわけだ。そうするともう、患者を演じざるを得ない。そうなるとこっちは医療者を演じざるを得ない。この構図になると、こっちは圧倒的知識があるからパターナリズムに陥っちゃうんだよね。

　この文化の中でどうしても**医療現**

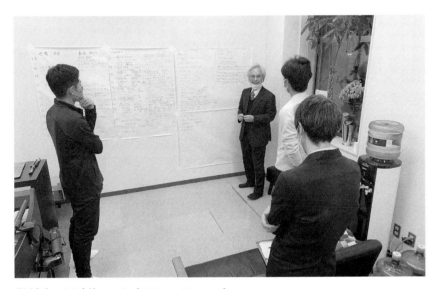

荒川先生による会社メンバー向けのワークショップ

場の人は、「健康は最大の価値だ」っ て思っちゃうからさ、産業現場の人々 からしたら、そうではないことも多々 あることに気がつかない。

その医療者の権威性で提案を投げ かけちゃうとさ、黙って言うこと聞 け！という感じになるんだよ。そう なると反発くらって大失敗しちゃう。

元廣 今、先生がおっしゃったこと は本当に重要で、今、私たちがやろ うとしてる領域に入っていくって、 学び直しや学びほぐしがすごく重要 だと思っています。今まで学んだこ とを捨てていくのは勇気が必要です が、それなしには何も始まらない気 がしているんです。

荒川 とにかく「医療現場と産業現 場は違う」って話だよね。

医療現場は感謝されることが多い けども会社に入っても感謝されるど ころか、「この忙しい時にきやがっ て」っていうような雰囲気があるん だよね。でも労働者は、これから確 実に減っていく中で、絶対こういう 仕事は必要だと思うんだ。

元廣 私、先生の口癖で好きな言葉 があって。「病んでいるのは個人じゃ ない、組織のほうだ」この言葉を最 初に聞いた時は痺れました。

荒川 経営者が「従業員の健康は自 分で管理すればいい」って言って、 「働け、働け、生産性を高くしろ」 というスタンスの会社ってまだある んだよね。そこで人が病んでいくの を「従業員自身のせいだ」っていう ふうに思っている人がいっぱいいて、 それは社長の言葉ではっきりわかる んだよね。「雇ってやってる」など の言葉を使う会社は危ないよね。た だ、こういうことにお金を使える組 織ってそう多くないんだよね。基本 となる事業がある程度、成功して余 裕がないといけない。

元廣 ハードルは高いですが、きっ と「人を大事にする会社文化」が広 まっていくと、そういうことをする 企業が人に選ばれていくんじゃない かと私も思っています。それを島根 から文化にしたいとすごく思ってい ます。

荒川　私も組織開発の領域や産業医として、島根の企業が安心して働けるいい地域にしたかったんだけど、現実は難しくてね。自分も経営を勉強して学び直してますわ。「とにかく経営者を理解しないとダメ」だから。

元廣　先生のそういったところが素敵だと思います。

　最後に本書を読まれる方は医療従事者がベースの方が非常に多いと思うんですが、こういったことを実際にしてみたいとか、医療職でチャレンジしてみたいと思われる方に先生のご経験から一言アドバイスやメッセージを送るとしたらどんなことがありますか？

荒川　「人の話をよく聴こう」かな。医療の言葉や制度をいくら働く現場で話してもしょうがないんだよね。相手の状況、相手のマインドセットに合わしてカードを切ることだね。医療の現場は患者が圧倒的に弱いけど産業現場ってまったく違うので、**産業の領域では、相手の言葉をちゃんと受け止めて、ちゃんと丁寧に説明すること**だよね。

元廣　医療職だからこそ、より注意を払って「相手の話を聴く」必要があるということですね。私も改めて肝に銘じておきたい素敵なお言葉でした。

Part 5

企業の「職業病」に
どのように
向かい合ったのか

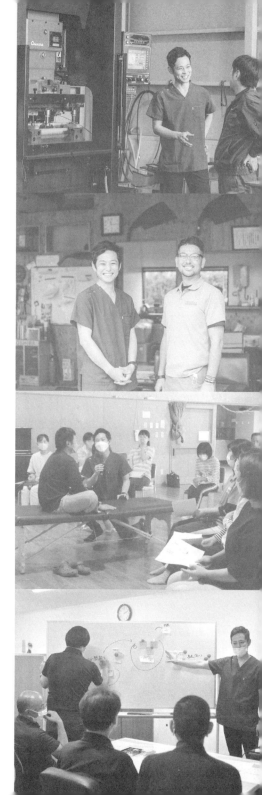

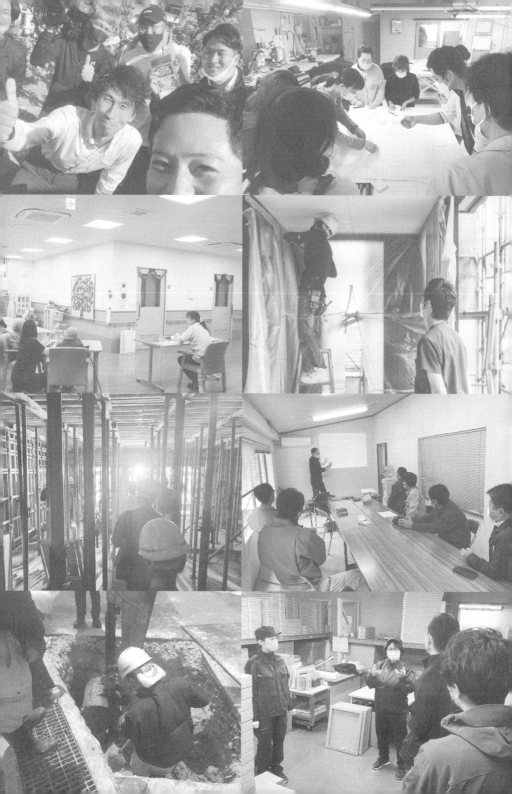

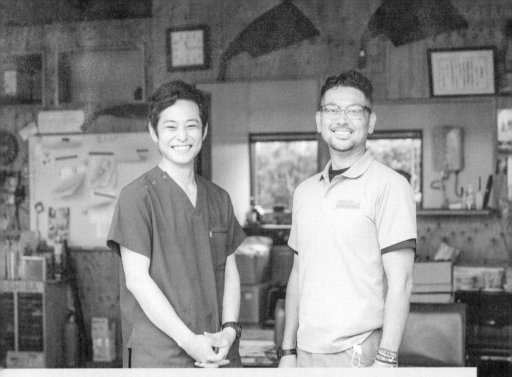

「はじめは諦めていた職業病」が
「対処できる課題」に変化

No.1 ── 林業系サービス業

株式会社きこり

http://kicori-japan.jp/

代表者名：大高 賢二
所在地：島根県雲南市木次町山方
　　　　1133-2
設立年：2012年
従業員数：12名

事業内容
・神社仏閣、官公庁、建設業者、一般顧客
　等での伐採
・樹木の伐採や除草作業などの公共工事
・家の周囲、裏山での伐採・除草作業
・庭木の剪定

その他
（公財）全国法人会総連合主催「健康経営
大賞2022」部会員企業部門 最優秀賞

■ 大高社長との出会い

「株式会社きこり」様は、Canvasの関係者の親族が働いている企業であり、社内でCanvasが島根県を中心に健康経営事業を進めていることが話題にあがったことをきっかけに、大高社長とお会いできることになりました。

私たちが大高社長と初めてお会いした時の印象は「経営者の熱意に溢れており、非常に強烈」なものでした。私たちが健康経営事業で起業した経緯について話すと、大高社長は即座に「この事業をうちの会社でやりたい！ぜひうちのスタッフの身体をサポートしてくれ！」と言ってくださったのです。

この出来事について、大高社長の後日談として、「サービスの内容ではなく、**サービス提供者の人柄や起業の志で導入を決めよう**」と思っていたとのことでした。他の企業では、「どんなサービスを提供するのか？」という評価をされることが大半の中、大高社長は私たちの人柄や志を重視してくださいました。私たちもそのような想いをもってくださる社長と「**力を合わせてサービスをともに構築していきたい**」と強く思わされました。

大高社長は、常によりよいサービスを私たちや従業員とともに「**共創する当事者**」としての立場でかかわってくださり、サービスに対する率直で的を射た意見を多くいただくことができました。「スタッフが求めている方向性を一緒に追求しよう」という提案や「従業員のトレーニングをサーキットのスタイルにしていこう」などの現場ならではの具体的なアドバイスをいただきました。

その後、一緒にサービスを構築して実践する中で、全国法人会（日本で70万社以上が加盟している経済団体）が主催する「**健康経営大賞2022、47都道府県最優秀賞を受賞**」することができました。そのことをきっかけに県知事、市

長への表敬訪問、全国の講演など、お会いした当時からは想像もしていなかった様々な経験をご一緒するようになりました。

■ 従業員の現場での悩み

　まず、第一に行った従業員のアンケート結果からは、仕事に支障をきたす健康課題として「腰痛」の問題が浮き彫りになりました。実にアンケートに回答したスタッフの約80%が腰痛を経験し、コルセットを装着したり、急な休みが発生したりと仕事に支障をきたしていた実態が明らかになり、腰痛をもっている職員の半数は病院への通院も経験していたということも見えてきました。

　林業の業務は屋外で行われるため、季節や環境、また作業内容によっても従業員の身体に様々な影響を及ぼします。従業員の腰痛などの問題による労働生産性の損失額（プレゼンティーズム）が年間約230万円にも上っていることがわかりました。

　腰痛への対処について、従業員に実際にヒアリングを進めると、身体を使う仕事だから腰痛などの痛みに対して「仕方がない」「今はまだひどくなっていないから」と日常的な対処を諦めてしまっている声が多く寄せられました。

■ 職業病が起きる原因について評価し、ともに克服していく

　そこから、木の伐採現場や刈り払い（草刈り）現場の作業分析や従業員の身体測定を通じて明らかになったのは、作業における「長時間の前傾姿勢」が共通した問題だということでした。それによって職員の大部分が、股関節伸展の可動域制限（関節が正常に伸びない状態）を抱えていることがわかりました。

驚くことに、測定を進め
る中で、従業員の平均股関
節伸展角度が0°に近く（基
準より15°近く動かない）、
そうしたことから作業中を
始め、休憩後など屈んだ姿
勢から腰を起こそうとした
タイミングで痛みが出てい
たのです。

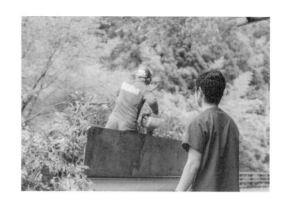

　こうした「従業員の認知、業界の風土、実際の現場の作業環境、従業員の身
体」などの情報を踏まえ、林業現場での作業環境改善や職員の健康管理への取
り組み、従業員の認知に至る点まで、幅広いかかわりが必要であることが明ら
かになりました。

　腰痛をはじめとした「諦めていた」健康問題を「対策できる」ものへと変化
させるため、プロセスコンサルテーション（Part2-Step4）を参考にしながら従
業員が「自らの力で問題を解決」するためのフレームワークを提供していきま
した。

　ワークショップでは大高社長をはじめとした会社のメンバー全員に参画して
いただいて、仕事における健康課題をテーマに話し合いを行いました。
　実際の声として、

「40代を過ぎた頃から柔軟性が落ちて、急激に動きが悪くなる」
「伐採時にチェーンソーの刃を当て続けた際に、背中がつりそうになる」
「まだまだ後輩には負けたくない」

「家族のためにも腰痛を克服したい」

「高いパフォーマンスで、これからも仕事を続けたい」

といった様々なコメントが共有されました。

そうした声があがっている中で、従業員の方へのデモンストレーションを通して、身体がその場で変化する体験をしてもらい、「原因にしっかり向き合えば改善する」という意識を共有しながら、徐々に職業病への認知を変えていきました。

■ 心身の変化や健康経営への貢献度

実際に構築した従業員のモチベーションをアップさせる仕掛けを実装した「きこり体操」は、現在でも会社に根づいた健康行動になっており、当たり前に毎日、取り組んでいただいています。さらには職場の現状に合わせて、内容もシーズンに合わせてアップデートを繰り返しています。

介入を通して従業員からは

「身体が本当に変わってきた」

「登木中に踏ん張りがきくようになった」

「身体のケアをするようになって、明らかに調子がいい」

「セルフケアによる自分自身の身体の管理方法がわかった」

などといったうれしいコメントが寄せられました。

会社全体が一連のプロセスを経る中で「はじめは諦めていた職業病」が「対処できる課題」として認識することができました。

従業員の身体の変化として、肩の柔軟性、膝の柔軟性、腰の柔軟性、体幹の

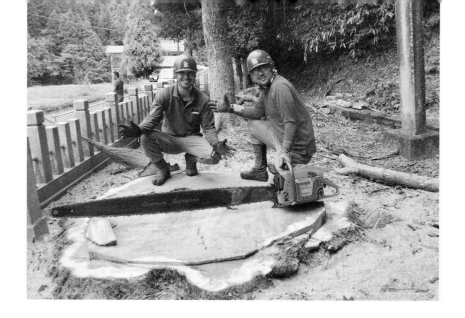

安定性、および労働損失額に関して、初回の数値に比べて大きく改善が認められました。

　生産損失額では、腰痛による仕事への支障がなくなったことや急な休みが著しく減ったことにより、労働損失額の前後比較では、「腰痛」「首の不調や肩こり」などの項目で、それぞれ147.9万円、82.3万円の削減が見られました。これにより、**合計230.3万円の健康投資効果**が実現しました。

　また、経営的な指標として、昨年の売上と比較して**年商が1.2倍に向上**し、昨年と比べて施主からの**依頼件数が30件近く増加**しました。こうした経営指標の変化は私たちにとっても大変うれしい出来事でした。

　今後も一人ひとりの身体の変化に精一杯向き合い、健康経営におけるサービスの形もともに模索しつつ、「森のアスリート」であるきこりの職員をサポートできるようにしていきたいと思います。

→ **株式会社きこり 代表取締役　大高 賢二 氏**

　ここまでの成果が出たのは、我々の会社にしっかりと向き合ってくれたからだと思っています。林業の職人として、体を使う仕事であるため、体に症状が出ることは仕方ないと理解しているし、先輩からも「年齢を重ねたら膝や腰を壊すよ」と繰り返し言われてきました。

　実際に朝になって「今日はもう出勤できんわ」と言われることも多々あって、整体の費用を出して整えてもらおうかと思っていた時期もありました。

　健康経営についてもはじめはスタッフも半信半疑な状態だったと思います。しかし、職員が心を少しずつ開いていったのは、一人ひとりにきちんと向き合ってくれたことが大きかったなと感じています。

　実際に身体に触れて、「ここはこうなっているから、こうすればいいよ」とアドバイスをしてもらうと、安心できます。現場を見て、スタッフ一人ひとりにヒアリングもして、症状を一人ひとりチェックしてくれて、一緒につくった健康づくりの仕組みで、結果まできちんと出ると、それは説得力があります。

　腰痛などで休むことも次第に減っていって、仕事に向き合えるようになっており驚きました。自分たちは身体が資本だからこの変化は余計にありがたいと感じました。

　仕事中にスタッフから「腰が楽になった！」や「斜面で踏ん張れるようになった」「伐採時に腰のはりがなくなっている」といった声まできちんと拾い、一緒に喜んでくれる。その一連のプロセスや時間を一緒に共有してくれていることが我々との"信頼関係"につながっていると思います。

　健康づくりに真摯に向き合ってくれる専門家としての姿勢が大切だと感じます。今後、Canvasを追いかけて様々なリハビリの専門家が企業にかかわっていくと思いますが、我々がしてもらっているような形で「企業としっかり向き合う専門家」としての姿勢を大切にしてほしいと思っています。

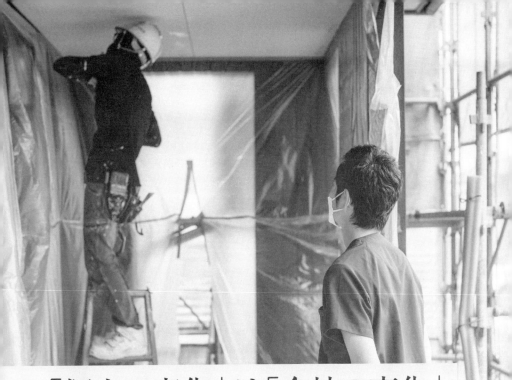

「個人の変化」が「会社の変化」へと広がりを見せる

No.2 —— 塗装業

株式会社
長岡塗装店

https://www.nagaoka-toso.co.jp/

代表者名：古志野 功
所在地：島根県松江市西嫁島1-2-14
設立年：1965年4月1日
従業員数：30名

● 事業内容
・戸建、大型物件、アパート／商業ビル／
　店舗などの塗装

● その他
・古志野 純子 第1回こっころイクボス表
　彰　島根県知事
・しまね女性の活躍応援企業　島根県知事
・健康経営優良法人2017認定　日本健康
　会議
・「日本でいちばん大切にしたい会社」大賞
　受賞　など他多数

■ 古志野常務との出会い

　長岡塗装店は1938年に創業（1965年に法人化）された塗装業界で長い経験をもつ老舗企業です。85年の歴史の中で、島根県でNo.1の施工実績を誇り、「日本でいちばん大切にしたい会社」大賞や健康経営優良法人認定、協会けんぽ理事長表彰など、数々の賞を受賞されています。

　古志野常務とは元々Canvasの関係者と深くつながりがあり、そのご縁から出会ってお話しする機会をいただくことができました。古志野常務は「長岡塗装店物語」というテーマで全国を飛び回り、行政・企業に向けての講演実績が多くある著名な経営者で、「イクボス」や「女性活躍」など、今となっては当たり前のテーマを、社会が取り組む以前に「働きやすさの実現」に向き合ってこられていました。

　古志野常務は長年、社員の健康を重視した経営について考えてこられた経営者であり、うれしいことに私たちの事業を始めて聞いてくださった時に「こんなサービスを待っていた」とお話ししてくださいました。

　長岡塗装店へのCanvasの介入事例について、古志野常務が県の会議でお話しいただいたことがきっかけで、協会けんぽのヘルスアップサポート事業の連携が生まれ、厚生労働省島根労働局が運営するSafe協議会にて、「しあえる」が衛生管理事例として推薦されることにもつながっていきました。

　古志野常務が社員の健康について悩んでいた理由は、建設業（塗装業）特有の「3K（きつい、汚い、危険）」という業務特性から腰痛や肩痛を抱える社員が多く、仕事内容そのものと違い、個人の健康面には会社が十分にサポートしきれないということでした。

そして「その課題を職業病だと経営者が認めてしまったら、会社の課題を見て見ぬふりをすることになってしまう…」という悩みを抱えておられ、Canvasのような会社の文化そのものにかかわることのできるサービスをずっと探しておられたそうです。

■ 塗装業の魅力　ある職人との出会い

私たちは現場管理者の方と一緒に塗装現場を周り、塗装業の仕事について様々なことを学びました。まちを走りながら「あの建物も私たちが担当したんだよ」と説明していただく様子を見て、まさに「まちを創っている」という言葉が当てはまる素晴らしい仕事だと感じました。

塗装業の求められる技術的要素として、美しい仕上がりや耐久性の確保などがあり、建物や景観を左右するのが塗装です。また、環境への配慮といった面についても考えていかなければならず、さらには同じ壁であっても湿度や温度、面積によっても大きく作業工程が左右されることもあり「塗装業の仕事の深さ」を分析や対話の中から実感しました。

現場見学中には以前、業務された周囲の建物や構造物の塗装状態に目を留め、「あの辺が綺麗に塗れているな」と気を配っておられる様子を目撃しました。これこそまさに「職人」だと感じ入ったことを覚えています。

私たちが職人さんとのワークショップを行った際、職人の山田さん（仮名）から最初の言葉として「この腰痛は治らないでしょう」と言われました。彼は職人としての実績はもちろんのこと、人柄や人格においても組織の雰囲気を左右するキーマンであり、山田さんの発言は良くも悪くも組織に大きな影響力をもっていました。私たちはその時に、彼の症状が改善すれば組織の雰囲気も必

ず変わると確信しました。

　企業の長い歴史の中で、「先輩職人の存在や従業員の信念や価値観」が一人ひとりのあり方に強く影響をしていることに気がつきました。職人のみなさんの中に「体を痛めることは仕方がない」という、諦めが潜在的に存在しているということに気がついたのです。

　この思考は、痛みの症状がない状態から徐々に「会社の当たり前」として浸透し、他の職員にも同じ痛みが出現した場合には「<u>あぁ、**これは仕方がないものだ**</u>」という思考に陥ってしまう可能性があると考えました。

　山田さんに他社の腰痛が改善した事例を話した際に、「ほんと？　でも自分の腰の症状とは当てはまらないでしょう」と言われながらも、期待を私たちに向けてくださっていることも同時に感じました。それくらい、<u>**職業病はどうしようもないもの**</u>として認知されていると実感しました。

　それゆえに、もし職業病が良い方向へ「改善した」という出来事が起こった場合は、<u>**会社全体に対して、非常にインパクトのある出来事**</u>になるのではと考えました。

■ 個人、そして組織全体がよりよく

　ワークショップを通して、塗装業に対応した仕事での蓄積したダメージをケアする仕組み化がなされると、徐々に職人さんの長年の腰痛問題が改善していきました。

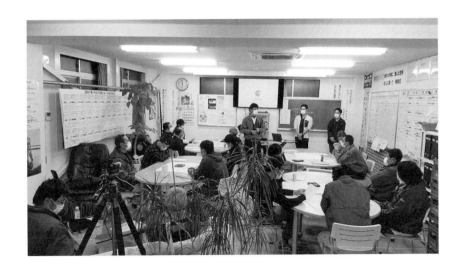

　その結果、山田さんは寝る時以外では必ず付けていたコルセットを外すことができるようになり、仕事以外の時間でも息子と一緒にサッカーができるようになったと笑顔で話すようになりました。

　そして驚くことに、その**個人の変化が会社の変化へと広がっていき**、痛みに対しての共有する文化ができ、徐々に職人同士でのポジティブな雰囲気ができ始めたのです。

　この会社全体の風土の改善の結果、作業中の身体症状や疲労感が改善され、他の職員からも具体的に以下のような改善の声が寄せられました。

　　「単管に足をかけて身体を維持できるようになった」
　　「バランスが向上し、作業現場でも実感できるようになった」
　　「しゃがみ込んだ際の膝の違和感がなくなっている」
　　「現場でのふらつきや踏ん張りが改善した」

このように職員全体で身体のバランスや安定性、下肢筋力などの身体機能が向上し、肩や腰の痛みや違和感が軽減され、生活や作業の質に影響が出たことを私たちも実感することができました。

　大きく変化を実感されている職員からは「数年伸びなかった肘が伸びた」と言われ、肘が伸びきらず雑巾が絞れなかった方が、きれいに肘が伸びるようになったことで喜びを感じていただけるようになりました。その個人の感想も職場全体に広がり、私たちも回を重ねるごとに、会社のみなさんに良い雰囲気で迎えられるようになったことも印象的な出来事でした。

　ポジティブな変化は起こりましたが、一部の従業員からはまだ肘の可動域制限や肩の違和感などが残り、痛みが依然として存在するという声もあります。これらの課題に対しては、引き続き個別のニーズに応じた対策や改善策を検討し、取り組みを継続していくことが重要であると感じています。

　このように具体的な改善事例は、従業員たちにとって大きな影響を与えるだけでなく、組織全体のモチベーションや信念の変化をもたらす重要な要素となっていくということを強く感じた事例となりました。

■ 労働損失額の変化とうれしかった出来事

　経営的な指標として、労働損失額の前後比較により、「首の不調や肩こり」の項目において約159.9万円の削減効果が現れ、また「腰痛」に関しても仕事に支障をきたしていると答えた人数が大幅に減少しました。

古志野常務に対して、山田さんからの感謝の言葉として「**専門家を呼んでき
てくれてありがとう**」というメッセージがあったようです。会社に外部のコン
サルタントを招くことはハードルが高く、過去には職員から疎まれる経験もあっ
たため、今回のような経験は貴重であると私たちに話してくださったことを覚
えています。

　従業員の健康にダイレクトにアプローチできるサービスが欲しいと思いなが
らも、実現には打ち手がなかなか見つからなかった中で、私たちのサービスと
出会い、導入し、職員が喜びと感謝の気持ちを示すほどの効果があったことに、
古志野常務は経営者として、大いにうれしさを感じたとのことでした。

　このようにコストや時間をかけて健康経営に取り組むことは「**あなたたちの
ことを大切に、この会社は経営をしていく**」という経営者から従業員へのメッ
セージになりうることだと思います。今後も会社の雰囲気や職業病対策に対す
る意識が向上しているポジティブな流れを維持し、従業員の幸福と生産性向上
の取り組みを共創していこうと思います。

→ 株式会社長岡塗装店　常務取締役　**古志野 純子 氏**

職員から「Canvasと出会わせてくれてありがとう」という一言を聞いたことが、私にとって一番うれしい瞬間でした。その一言にすべての意味が込められていると感じています。

腰痛などの理由で休むことは、出勤している職員の負担よりも、動けずに自宅で休んでいる職員のメンタルのほうを心配していました。会社としては病院に通う時間をつくったり、有給をとりやすくしたりといった支援はできますが、原因そのものに対して対策を打つことが難しいと感じていました。

職業病として経営者が認めてしまうと、社員からのSOSに目を背ける形になってしまうのではないかと悩んでいました。だからこそ「Canvasのようなサービスがあれば」とずっと思っていたのです。

結果として、職員からの感謝の言葉は何にも代え難い喜びでした。弊社も

長い歴史の中で歩んできた組織なだけに、肩が痛い、腰が痛い、膝が痛いなどというのは先輩が抱えてきた悩みであり、入ったメンバーも「そんなものだ」という認識が知らず知らずのうちに芽生えていっているのだと感じます。

40代の職人たちが会社を引っ張っている職場だからこそ、その世代の腰の症状が良くなり雰囲気が変わることは会社全体にとっても、これからの長岡塗装店にとっても価値ある文化・風土だったように感じます。今では職員たちが健康づくりに対して、前向きな姿勢を持ち始めたことも喜ばしい成果です。

私は今ではCanvasの応援者となり、彼らの事業をサポートしたいと強く思っています。自然と「Canvasって知ってる?」と話題にしている自分がいます。Canvasのサービスを通して、多くの人々に健康と幸福が広がっていくことを心から願っています。

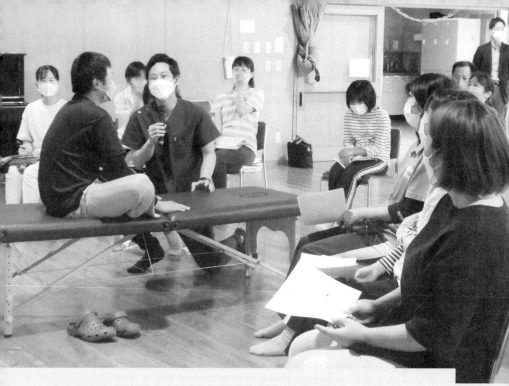

「子どもとともに」取り組める
アウトリーチ型支援

No.3 ── 保育業
社会福祉法人
愛耕福祉会
https://aikofukushikai.org/

代表者名：白根 康久
所在地：雲南市加茂町南加茂41-3
設立年：2015年
従業員数：80名

事業内容
・みなみかも保育園運営
・雲南市立かもめ保育園の受託運営業務
・雲南市立大東保育園の受託運営業務
・だいとう病児病後児保育室「つくし」の
　受託運営業務
・雲南市ファミリーサポートセンターの
　受託運営業務

その他
・「健康経営優良法人2022 ブライト500」認定
・健康経営優良法人2023（中小規模法人部門）認定
・プレミアムこっころカンパニー　殿堂入り
　　　　　　　　　　　　　　　　　　　　　など他多数

■ 白根理事長との出会い

　起業した当初、産業分野の知識を深めるために参加した産業保健総合センターの「両立支援研修会」で、愛耕福祉会の衛生管理者である女性職員と看護師の女性職員と出会いました。愛耕福祉会は健康経営で先進的な活動を展開している法人であり、私たちの事業との親和性が高いこともあり、すぐに意気投合しました。

　看護師の女性職員はかつて、自身が腰痛で数日間仕事を休む状態になり、職場に迷惑をかけた経験をもっておられました。職場の衛生管理を推進する立場にいる彼女は、<u>ともに働く職員が同じようなつらい経験をしないようにしたい</u>という強い想いを抱いていました。

　ただ、保育士に多い腰痛などは看護師の専門性で対処するには難しく、どのように法人に提案していったらいいのかわからないという中で、彼女や長澤さんの熱意ある促しにより白根理事長に会うことができました。

　白根理事長は職員の健康を重視し、質の高い保育を提供するために、職員の働きやすい環境づくりに力を入れていました。社会福祉法人として、かつ保育の専門集団として「<u>職員が健康で生きいきと働き、専門性の高い保育を継続して提供する</u>」ことがミッションだと話されていたのが印象的でした。

　「子どもの将来を決める大切な時期にサポートしている職員が、健康であることが我々の使命でもある」とも話され、その強い言葉に実績が伴っていました。　実際、経済産業省の「健康経営優良法人ブライト500（全国中小企業の上位500）」の認定を受け、しまね子育て応援企業として「プレミアムこっころカンパニー」にも殿堂入りされているなど、愛耕福祉会はその取り組みが広く

社会から評価されています。

　愛耕福祉会との取り組みは山陰の経済誌「山陰経済ウィークリー」をはじめとした複数の媒体に取り上げられるなど、地域社会の注目を集めました。さらに、このモデルが他の大都市の保育業でも検討されているとのことから、今後の保育業界の幅広い範囲で職業病改善に寄与する可能性が高まっています。

■ 一緒に働くことで感じる保育士の業務とは

　保育士は子どもたちのケアと教育を担当する職業であり、健康状態や安全面、食事や排泄、睡眠などの生活面を支援しています。また、言語やコミュニケーション能力、社会性の発達を促進するためのプログラムや遊びを提供するなど、子どもたちの成長をサポートする幅広い能力が求められます。

　こうした保育士の職業理解を少しでも進めるために、私たちは愛耕福祉会が運営する保育園で「実際の保育現場で働かせていただく体験」ができました。先生方の子どもへの愛情やチームワークに圧倒され、ともに働くことで見えてくる保育士の仕事の深さを感じました。

　この経験から、保育士は「子ども中心の仕事環境に身を置いている」ということを強く感じました。保育士は子どもの身体のサイズの環境下で保育を行い、子どものニーズを常に考慮しながら業務を遂行する必要が

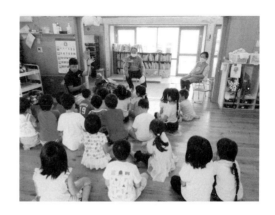

あります。この環境は保育士の心身にも大きな影響を与えることを明確に実感しました。

　保育業の職業病の構成要素の一部を「人－作業－環境」から整理すると以下のように示されます。

「人」の要素	・屈んで過ごすことが多く、職員に腰痛症状が発生しやすい ・子ども中心の志向性で、保育士は子どもとの行動を優先させやすい
「作業」の要素	・子どもの成長過程で要求される運動、認知プロセスが異なる ・多くの子どもの特性を読んで適切な対応をする必要がある
「環境」の要素	・子ども中心の保育環境（机の高さ、子どものサイズ感など） ・保護者や地域社会などにかかわる関係者の幅広さ

　これらの要素が重なり、保育士のフィジカル面やメンタル面に負担がかかり、心身に影響が生じるのだと見えてきました。

■ 介入と結果

　職員とのワークショップでは、
　　「身体ケアの仕組みで子どもとの時間を生かしたい」
　　「先生も子どもも、遊びながら身体づくりができたほうがいい」
　　「子どもと接触していない時間『ノンコンタクトタイム』にゆっくりと自身の身体に向き合う仕組みが重要」

　という保育士ならではの視点から、建設的な意見をたくさんいただくことができました。

　実際に保育の現場は忙しく、保育業務に加え、ミーティングや行事の準備などで、なかなか時間が取れないということもあり、短時間で身体のケアを行え

る「愛耕（AIKO）ストレッチ体操」の開発と普及、また子どもとの時間を過ごすことで、自然と保育士の体に変化を起こす「健康遊戯」の開発など様々なアプローチを構築しています。

　介入前のアンケート調査では、組織全体の職員の50%が腰痛を健康上の問題や不調として訴えていました。しかし、介入後の調査では、改善されて25%にまで減少しました。さらに、「仕事に影響を及ぼしている健康上の問題や不調として腰痛を訴えた方」も5名から1名に減少しました。

　労働損失額の前後比較では、「腰痛」の項目が216.4万円からわずか6.4万円まで削減され、<u>約210万円の健康投資効果</u>が得られました。

　職員からは「腰や足のだるさが少なくなった」「健康意識が高まった」「腰の調子が良い」などの健康に対する感想から「仕事にメリハリがついた」「みんなで仕事をフォローするようになった」など、仕事の中の変化についての声も聞くことができました。

　白根理事長からも同様に、職員自身が主体的に取り組んだことで達成感を得ることができた「**これまでの取り組みが、自分たちで創ることに重きを置いてもらい、満足感をとても得ることができたように思う**」「**これからさらに、成果を実感できる仕組みがあると継続やステップアップへの意欲につながると思う**」など、これからにもつながる前向きなコメントをいただきました。

　これらの成果を受けて、系列の保育園である「大東保育園」に加えて横展開として「かもめ保育園」の介入もスタートしています。今後は、系列の園すべてで、健康をベースとした質の高い保育提供ができる愛耕福祉会の文化と風土を「ともに」醸成していこうと思います。

→ **社会福祉法人 愛耕福祉会　理事長　白根 康久 氏**

みなさんは何歳から今の職業を目指されましたか？ 保育士を目指す方のほとんどが、小学生や中学生の頃からの成りたい職業として目指すことが一般的です。長年の目標であり夢である保育士になっても、若くしてやめていく人が多く存在することも事実です。

今の経営者は「健康管理は従業員の自己責任」だと思う方が多いように感じています。しかしそれでは不十分で、職員の健康に対してもっと興味や関心をもつ必要があります。以前、メーカーの会社に勤めていた時には、研究・開発に投資していましたが、我々保育の業界では「人に投資をする」ことが何よりも重要だと考えています。研修などを通して、職員一人ひとりが健康に関心をもってもらえるような環境をつくることが経営者としての役割です。

Canvasさんのサービスを受けて、保育士たちの活躍する場所で、専門家と定期的に会うことで安心して本音が話せ、信頼関係が徐々に醸成され、実際に相談しやすくなっています。そして、現場や症状に沿った適切な指導を受けることができます。一緒に構築した取り組みはありがたいことに多くの経済誌に取り上げていただきました。

これらの記事を見た保護者の方々からは、「職員を大切にする保育園にわが子を預けられることは安心できるし、法人として信頼がおける」といったありがたいコメントをいただいています。職業病の予防を含め、「健康経営」を実践することが利用者の方々との信頼関係の醸成にもつながることを実感しました。

人の成長において、大変重要な時期の大半を過ごす保育園が担う役割はとても大きいと思います。職員が健康であるということは、我々が役割を全うする上での義務でもあると考えます。これからCanvasさんと一緒に日本を支える仕事でもある保育士の健康をサポートしてまいります。

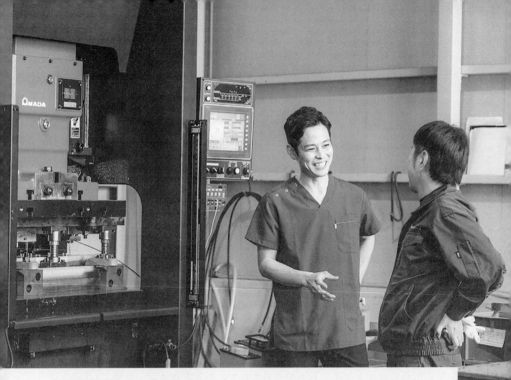

「定着と継続」するサービスを
従業員とともにつくる

No.4 ── 金属製品製造業

株式会社
協栄ファスナー工業

https://kyoei-fi.co.jp/

代表者名：松本 悠
所在地：島根県雲南市掛合町掛合2424
設立年：1996年
従業員数：35名

● **事業内容**
・車のファスナー部品（ホースクランプ）
　の製造・販売

■ 松本社長との出会い

　Canvasを創業してまもなく、サービスを開始できるモデル企業を探していました。そんなある日、市内の複数の企業に対してプレゼンを行わせていただく機会があり、そこで出会った経営者の一人が松本社長でした。私たちのまだ形になっていないサービスに丁寧に耳を傾けてくださり、「うちに腰痛で悩む従業員がいるから、何とか力になってほしい」と声をかけてくださいました。

　当時、私たちの健康経営サービスはまだ具体的な形をもっていなかったため、松本社長の言葉は非常にうれしく思ったことを鮮明に覚えています。松本社長との出会いをきっかけに、従業員の方々の想いに触れることができ、私たちはより具体的なサービス構成や展開方法を見直し、進化させることができました。

　設立当初の段階ではまだ顧客企業も少なく、不安を抱えていた私たちに対し、松本社長は一日かけて知り合いの企業に一緒に営業に回ってくださり、また多くの関係者との出会いの場を提供してくださいました。その他にも様々な経済団体や商工会などにもCanvasを紹介してくださり、この地域で私たちが仕事を進める上での土壌を整えてくださったのです。

　松本社長は我々と同じ30代であり、事業承継をした2代目の社長として島根県へUターンしてこられた方でした。松本社長自身が、これまでと大きく環境を変えて会社経営をリスタートした経験をもっておられ、「新たな環境で何かを始めることの大変さは自分も経験したから」と私たちに対して様々な面でお力になってくださいました。

■ サービスの形を管理者、従業員とともに創る

　製造現場の見学や従業員へのヒアリングを通じて、私たちは従業員のみなさんに「お互いを気遣いながら働いている姿勢」が多く見られることに感銘を受けました。特に長く会社に勤務されている方が多かったことや、休憩中にはみんなで団欒をし、身体の悩みについて共有し合う様子が見受けられたことが印象的でした。

　そういった現状から「現在の会社の良い点を生かしながらサービスを構築するべき」であると考えました。アンケートを通じて現状を見える化しながら「従業員とともに創り上げる」形をとったほうがよりよいのではないかと強く感じました。

　腰痛についてのアンケート調査では、全社員の90%以上の従業員が腰痛などの痛みを抱えながら働いていることがわかりました。しかし、会社がもっている文化から多くの人々が他者の痛みを気遣い、ともに解決策を模索していることも見えてきました。

　過去には腰痛対策として県外の研修会に従業員が参加し、学んだ知識や技術を職場に持ち帰って実践したり、パワースーツの導入によって従業員の腰痛を軽減しようと試みたりと、様々な取り組みが行われていました。しかし、どれも定着も継続も難しく、腰痛の問題がそのまま課題として会社に残ってしまっていました。

　模索しながら現場にかかわっていく中で、管理者と従業員とともに「〇〇問題ワーク」という、会社の健康課題を炙り出してカテゴリ化するワークショップを開催し、仕事中に感じている課題感を共有するという「場づくり」からス

タートしました。

従業員からは「長時間の立ち仕事で足や腰が痛い」「立って仕事をすることが難しい」「重たいケースを運ぶのが大変」という健康に関する様々な意見が寄せられました。

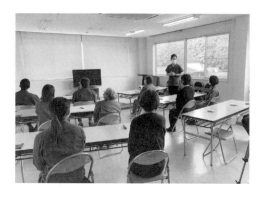

これらの課題に対して改善策を検討するワークでは、従業員たちが「専門家とともに身体のコンディションを整えたい」という意見や、「午後の仕事開始前の時間を活用して対策を行いたい」という提案が行われました。さらに、「金属製品をたくさん入れて重くなるケースについても再検討したい」という要望が挙がりました。

また、ケースの重量に関しては、別の工場との調整が行われ、元々20kg以上あったケースの重量が10kg前後に調整されました。この作業環境面の改善により、ケースを運ぶ負担が軽減されました。

午後の仕事開始前の5分前には、従業員全員でセルフケアを行う習慣が定着しました。さらに、朝には体調管理ができるチェックシートを作成し、導入するなど、職場の健康に対する仕組みが次々と定着していきました。

従業員との関係が深まる中で、健康意識が高まり、外部の我々に対する相談意欲が高まっていったことから、個別の健康課題にも積極的に対応するようになりました。

仕事に限らず、身体症状に対しても早期に個別の健康課題を詳細に評価し、適切なセルフケアを提案することで、多くの方々が症状の改善を実感していきました。特に、<u>長年使用していたコルセットが外れ、動くことへの自信を取り戻せた</u>という喜びの声も聞かれました。

　さらに、「病院には行くほどではないが職場で相談したい」と感じる従業員が多いことにも気がつきました。従業員たちが自分たちの健康に対して積極的な姿勢を示し、健康問題を共有し合う雰囲気がどんどん会社で形になっていきました。

　これらの個別対応の取り組みは、従業員の健康意識の向上に大きく貢献し、職場の雰囲気をよりよい方向に導く一助となりました。

■ 経営者と従業員の気持ちに寄り添う

　経営者である松本社長とは何度も検討を重ねて、従業員にどのような情報を提供すべきか、どのような提案をすべきかを検討していきました。多くの方々からお話を聞いたり、実際に製造のラインで作業を体験するなど、私たちも<u>可能な限り従業員のみなさんの目線に近づけるよう</u>にかかわらせていただきました。

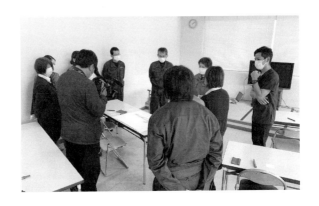

その結果、従業員全体から

「数か月に1回は腰を痛めていましたが、セルフケアをするようになってから腰を痛めることがなくなりました」
「肩や背中も気持ちがよくストレッチできていてとてもいいです」
「体操を始めてから、肩こりが解消しました」

といった、症状の改善に関する多くの喜びの声が寄せられました。
また、健康づくりが仕事中にも影響し、

「ケースの持ち運びが楽になり、スムーズに移動させることができるようになった」
「長時間製品チェックをしていても肩の症状が楽になった」

などの肯定的な声も聞かれました。

経営上の指標として「腰痛」の項目において、サービスを受けていただいた個人の労働損失額の前後比較で、一人あたりの額が月に**12.3万円から0.9万円へと大きく減少**したことが確認されました。これは健康経営の実践が従業員の健康を改善し、労働生産性の向上にも寄与したことを示す成果でした。

これらの成功を受けて、協栄ファスナー工業の健康経営の取り組みは地域のメディアにも取り上げられ、山陰経済ウィークリーや山陰中央新報の紙面、地元ケーブルテレビやBSS山陰放送など、多くの地方メディアで紹介されました。

このことは、**会社創業初期にCanvasの事業を地域の方々に知っていただく上で大きな出来事**となりました。

→株式会社協栄ファスナー工業　代表取締役　**松本 悠 氏**

弊社は金属部品の製造をしている会社で、どうしても10kgを超える重たいケースを持つことが多く、「最近、腰が痛いんだよねぇ」なんて声もきくことがありました。会社としても腰痛対策として、朝のラジオ体操はもちろん、立ち仕事には腰痛防止マットを導入したり、電動リフトを設置したりと対応はしていたつもりですが、Canvasさんと相談し、実情を把握するためにアンケートをとった結果、68％の方が腰痛等で仕事を休んだことがあるとわかり、今までの対応だけでは解決できないと理解し、導入を決意しました。

実際にサービスがスタートすると、従業員の前向きな意欲がとても感じられました。これまでの仕事に関する話し合いはあっても、「健康をテーマに真剣に話し合う場がなかったため、新鮮な気持ちで検討し合えた」ことも大きかったかもしれません。Canvasさんが親身になって何度も弊社を訪れ、相談に乗ってくれたことも大きな助けとなりました。

従業員へのヒアリングや講義、ワークショップを通して、専門家を交えてみんなで話し合うことで、サービス導入後も従業員同士が自ら考え、職場環境を改善していく姿勢を持ち続けることができました。このサービスに出会わなかったら起きなかった職場の大きな変化だと感じており、感謝の気持ちでいっぱいです。

今後もこのようなポジティブな変化を継続していけるよう、引き続き従業員の健康と幸福を大切にし、職場の成長と発展に努めていきたいと考えております。

また、弊社がもつ課題は弊社だけでなく、全国の企業がそれぞれ職業病とも呼ばれるような課題をもっていると考え、弊社が初めての導入企業として成果を実感したことも踏まえ、近隣の事業所を一緒に回らせていただいたり、つながっておくと事業所を紹介してもらえるような商工会等の団体に紹介させていただきました。これからも事業が広がっていってもらえるよう、私としても応援を続けていきたいと思います。

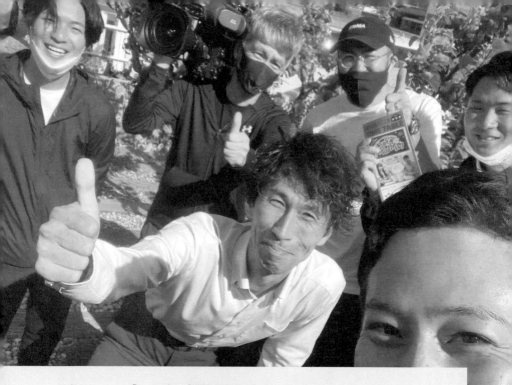

諦めず、持続する
「日々できるケア」の仕組み

No.5 —— 左官業
株式会社
マエダプラスターズ

https://maeda-p.jp/

代表者名：前田 剛司
所在地：島根県安来市今津町王神89-5
設立年：1980年
従業員数：10名

● 事業内容
・左官工事各種（エクステリア設計、施工、庭のリフォーム、防草工事など）

■ 前田社長との出会い

　前田社長は島根県中小企業家同友会の松江支部長を務めておられる地域を代表する中小企業のリーダーです。非常に面倒見がよく情に厚い方で、私たちが同会に入会した際に経営者としての手解きをしてくださった方の一人です。創業直後の経営のことを何も知らない私たちに、中山間地域特有の経営の難しさや課題感など様々なお話をしてくださいました。

　Canvasのサービスにも強く関心をもってくださり、丁寧に事業内容も聞いてくださいました。サービスを始めるにあたって、前田社長からは「**今まで長く大変な仕事をしてきた社員の腰痛を少しでも楽にしてあげてほしい、力になってあげてほしい**」というお言葉をいただきました。

　お話を聞いていくと、左官業にとって身体の痛みは当たり前という風潮がある中で「それは仕方がないもの」となっていたとおうかがいすることができました。

　サービスを開始する中で、現場調整や講義時間の設定など社員と細かく調整され、丁寧にかかわれる土壌をつくってくださいました。普段、仕事がとても丁寧で物腰がとても柔らかでありながら、懇親会などオフの席では、熱く経営について語ってくださる様子にとても人間味を感じる方でした。

■ 左官業の仕事について

　左官業の仕事は基本的には**すべて手作業**で行われます。タイル壁のように、ある程度形が決まった材料を使って壁を作ることはありますが、壁のサイズ、設置する場所、仕上がりの具合など一つとして同じ環境や仕事は存在しません。

下地処理、材料の配合・混合、塗布・仕上げなど、様々な手順があります。とにかく正確な計測や施工スキルが求められる仕事だと、最初の見学段階から強く感じました。

　また、施主から受ける様々な要求に応じて、社員は最適な壁を作り上げて行くのはとても大変な仕事で、正確性や緻密さ、美的センスも重要な要素になります。

　実際の現場分析で外壁を作ることは本当に大変な仕事だと感じました。1つ10キロ程度のブロックを正確に積み上げる必要があります。頑丈な外壁を作るためには、ブロックが完璧に水平を保つことが求められます。

　周囲には他のブロックと水平になるように糸が張り巡らされており、その糸に当たらないように足場を決め、ブロックを持ち移動させます。また、ブロックを正確にセメントの上に置かないとズレて固まってしまうため、ゆっくりとしゃがみ込みながら積んでいく必要があります。

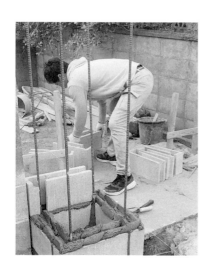

　この作業は**長時間の肉体労働と姿勢の維持**が求められるため、筋肉痛や関節の負担、疲労感などが必然的に生じることを感じました。さらに暑い夏や寒い冬は作業効率に悪影響を及ぼし、身体だけでなく安全面にも配慮が必要です。また、セメントの状態によっても作業スケジュールを調整し、仕事にあたる必要があるとのことでした。

このように、私たち素人が想像もつかないような難しさが、それぞれの仕事には存在するということを左官業の方々とかかわる中で、改めて痛感させていただきました。

■ 健康課題と経営課題について

実際に社員の方々とのヒアリングの中で、過去には腰痛が当たり前で数日から1週間以上の休暇を取ることもあったと言います。腰をかばいながら働く社員を見かけることが多かったのですが、「一人として根を上げることはなかった」とおっしゃる姿が印象的でした。

そんな真面目な社員だからこそ、身体の問題があってもギリギリまで無理をするということも見えてきました。実際に繁忙期には欠勤や腰痛で働けないスタッフが発生し、忙しさのために案件を断ることもあったとお聞きすることができました。

その結果、1つの現場で本来、現場が回せていたら得られていた数百万円が失われており、健康状態の改善が明白な経営課題として浮かび上がってきました。

また、腰痛の特徴でもある復帰後のパフォーマンス低下についても顕著で、腰をかばいながら仕事をするため、仕事のパフォーマンスが完全に回復せず、工事期間の延長につながっていることもあったようです。

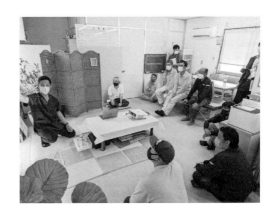

左官業の業界はベテランの職人が多く、また個々の性格も真面目な方が多いため、「休んでしまって申し訳ない」という思いから、腰痛を過度に気にかける傾向が見られました。彼らは日常生活でも腰に注意を払っていることがヒアリングからも聞き取れ、これら職業病の解消には、時間とエネルギーが必要であることを実感し、腰痛の問題は深刻だと感じました。

ワークショップで課題感を出し合った際にも、多くの社員から「慢性的に腰痛があるが、どこでいつぎっくり腰になるのかわからない、そのため対策が打てず困っている」という**運動に対する恐怖感**や、「病院へ行っても、薬や湿布で対応されるだけ…」「結局、我慢するしかないのか」「この痛みは神経痛なのか骨なのか、スジなのか？ 理由がわからない」といった、**腰痛に対する諦め**に近い悩みを多く話していただけました。

それらの悩みに対して、社員からは「できれば直したい」「痛みの原因を知りたい」「民間療法ではないプロの視点から指導してもらいたい」「専門家の意見を参考にしたい」などといった想いが多くあがりました。

非常に印象的だったのが「**ぎっくり腰になり自宅で過ごしている時は、とにかく腰をかばって生活動作をこなすのが精一杯で、早く現場に戻りたいが安静にするしか方法がない…**」など、実際に腰痛が生じた後に、どういった感情を抱いているのかといった職人の赤裸々な思いでした。

■ ケアの仕組み化におけるワークショップとその成果

ワークショップを進めていく中で「朝起きた際に昨日の疲れが残っているからか、現場に入るまでも痛みがある」といった意見があがり、**朝起きた際に昨日の疲れを整理してから、現場に向かいたい**といった声が多くあがりました。

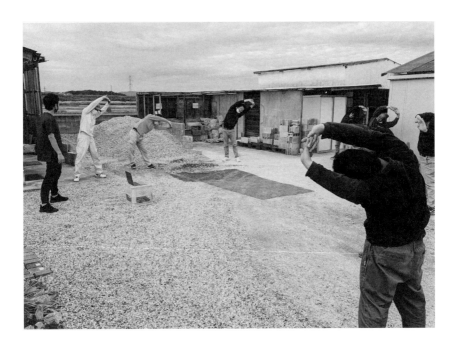

　その中で「日々できるケアについて専門家から助言がほしい」など希望が聞かれ、身体の疲れを取り除き、良いコンディションで仕事にあたることができるようにセルフケアメニューを提案していきました。元々真面目な性格の方が多いことから朝礼の後に毎日必ず実践されるようになりました。

■ 体操を始めて3か月後の感想として

・体操を始めてから腰痛がなくなり満足です
・身体の調子を確認できて良い
・足腰にねばりがでている感触があります
・少し体幹も鍛えられている感じもします

など、徐々に身体の変化に関するうれしい声が多数あがりました。

目に見える成果として急な仕事の休みも減ってきており、現場に出た際にも腰痛による不安も軽減されていきました。ケアの重要性を理解したことによって、自宅で家族と一緒にセルフケアを実践されるようになったり、朝起きた時や出社前、仕事終わりにも自身で取り組むようになったりと、私生活でも健康行動が増えていきました。

　仕事に影響を及ぼしている健康上の問題や不調として、社員の50%が超えていた「腰痛」は訴えが約10%まで下がり、労働損失額としても**130.3万円のコストカット**に成功しました。

　腰痛に対して不安を抱いている社員やもっと疲れが残らないように身体づくりをしたいと希望する職人に対して、今後もメニューの改善や社員の意見を反映した健康管理の仕組みづくりについて、適切な距離感でサポートしていけたらと思っています。

→ 株式会社マエダプラスターズ　代表取締役　前田 剛司 氏

中山間地域の経営においては、人材の確保が非常に難しいという課題を抱えています。そのため、私たちは社員の健康面に特に気を配ってきました。これまで「仕方ないよね」と後回しにしていた腰痛の課題が実は深刻であり、腰痛による休業が増えると現場の回転が滞り、売り上げにも影響が及ぶという問題に直面していました。

このような経営課題を抱える中で、Canvasに依頼をしようと思ったのは、民間療法とは異なり、医学的な根拠に基づいたアプローチを提供してくれるからです。そして、介入後の改善状況を数値化して管理することで、腰痛の改善を実感できたことが非常に価値ある経験でした。これまで諦めていた職業病に対して、Canvasのサービスが改善の兆しをもたらしてくれたことは大きな意味をもちました。

健康づくりにおいては、症状が出たら迅速に対応することが非常に重要で

すが、Canvasの対応の早さにも驚いています。ワークショップ後や現場で社員から聞いた声に対しても、迅速に対策を提供して、会社にとって必要な対応を即座に行ってくだいさました。このような対応の早さに感銘を受けています。これがCanvasの魅力の一つであると感じています。

改善が見られた要因の一つには、気持ちの面も大きく影響していると考えています。サービスの導入により、会社が社員を守る姿勢を示していることが、社員たちへのメッセージにもなっていると思います。

実際、社員から「社長がCanvasのような専門家を呼んできてくれたこと自体がうれしい。この思いに自分も応えないといけない」というコメントがあったことを覚えています。

これからも地域でともに価値ある左官業の健康経営モデルを創っていきたいと思います。

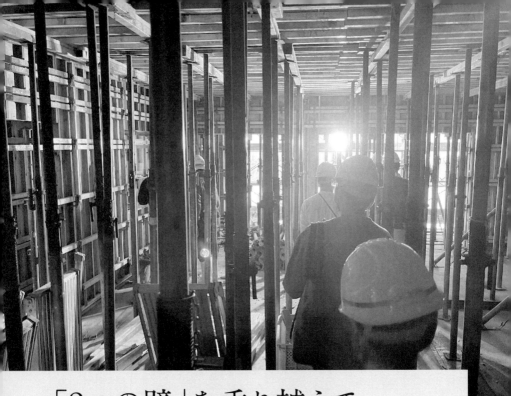

「2つの壁」を乗り越えて
共働で取り組む

No.6 —— 型枠工事業
株式会社
高千穂建設

https://www.takachihokensetsu.com/

代表者名：佐藤 清史
所在地：島根県松江市石橋町306
設立年：2014年9月22日
従業員数：13名

- 事業内容
  ・マンションや高速道路など
  の型枠工事業務

- その他
  ・島根県優秀専門技能者 認定
  表彰（佐藤 清史）

■ 佐藤社長との出会い

　佐藤社長との出会いは、弊社と協定を締結している銀行の営業担当者が髙千穂建設をご紹介してくださったことからでした。佐藤社長に初めてお会いして、驚くような大きな声で挨拶してくださったことや、型枠工事のやりがいについて熱く語ってくださったことから、とてもエネルギッシュで情熱的な方だと感じました。

　現場でも、社員への愛をもった叱咤激励や丁寧な指導をされている様子が見受けられました。また、健康経営にも積極的に取り組みたいと話されており、**自分が若かった頃に経験した、厳しい建設現場の対応を当たり前のものにしたくない**という思いをおもちだったことも印象的でした。

　先輩職人が休憩もとらずに働き続ける姿や、我慢して脱水症状になってしまう現場など、職人ならではの気質に対して、「自分の職場では、そうしたことが起こらないように状況を変えていきたい」とお話しいただいたのです。

　将来は職員の仕事環境はもちろんのこと、関係する企業に対してもよりよい働き方を提案して、**建設業が本来の「もっと魅力的でやりがいのある仕事にしていきたい」**とビジョンを語っておられました。

■ 健康経営を取り組む上での心配事

　佐藤社長の健康経営の実施においての心配事は、「**健康指導の時間をとっても職員自身が仕事を優先しようとするのではないか**」というものでした。身体を大切にしてほしいとこちらがどれだけ思って様々な提案をしても、職員それぞれの「**職人魂**」が邪魔をするのではないかという心配事を打ち明けてくださ

いました。また、外国人技能
実習生を多く受け入れていた
こともあり、文化や言語の壁
からみんなで話し合えるかど
うかも心配されていました。

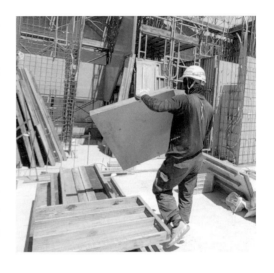

　実際、私たちが現場見学を
させてもらった際には、職員
から「安全帯をつけないと危
ないだろう！」と私たちの安
全を思って厳しい言葉が飛ん
できたことを覚えています。現場での熱い「職人魂」を感じた瞬間でした。

　しかし、一歩現場を離れて休憩室に入ると、みなさんとても気さくでとて
も明るい雰囲気をもっておられるということに気がつきました。「お兄ちゃん、
どこからきたんだ？」「恥ずかしいから写真撮るなよ」と暖かく声をかけてく
ださり、職人のみなさんの親しみやすさを感じました。

　フィジカルチェックの際には、個室で一人ひとりに対応する中で、彼らの健
康への赤裸々な思いを聞く機会もありました。

　その中で「髙千穂建設の強みは高い技術力であり、このやりがいのある仕事
を長く続けたい」といった熱い思いが語られました。また、一方で「子どもが
まだ小さいから、長く健康で自分の腕で家族を支えないといけない」といった
家族に対しての責任感も強くもっておられました。

ただ、そうした想いとは裏腹に、何度か訪問する中で、「先日、腰痛が原因で病院に行きました」「足に釘が刺さって病院に行きました」など、身体に対する問題が多く起きている現場を目の当たりにしました。

　型枠工事では、重い材料の運搬や組み立て作業、解体作業などが求められるため、筋肉痛や関節の負担、疲労感などが生じてきます。また、作業中の怪我や事故による身体的な影響も考えられます。そういったシビアな現状に対して、彼らは**身体への影響を抑えて長く健康で働き続けたい**という思いをもっていたのです。

■ 健康づくりの仕組みづくりにおける「2つの壁」

　健康づくりの仕組みづくりをする際には、型枠大工の現場特有の「2つの壁」が立ちはだかりました。それは「集団心理」と「他業種と現場をともにする特性」ということでした。

　型枠工事の仕事は「建設業の中でも特攻隊長のようなポジション」です。枠組みが進まないと後続の業者（コンクリート業社、電気業社、塗装業社など）の仕事にも影響が及ぶため、現場のスピード感に特に気を配らなければなりません。

　また、常に建物の最前線を作り続けるという仕事の性質上、周囲の目を気にするという特徴もあります。「自分たちが現場に入って工期を守らないと、後がつかえてしまうというプレッシャー」も存在していました。

　そうしたことからも会社で構築した身体のケアの仕組みについても、集団でかつ他社に配慮しながら習慣化することが難しく、実践しようにも「**現場の段**

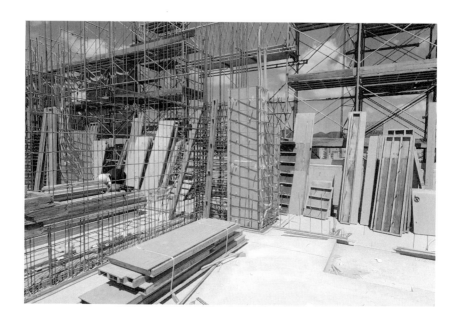

取りが遅れている」「他の業者の職人が見ている」「なんだか照れくさい」といった要素が習慣化の障害となり、結果的に何度もワークショップを最初からやり直すことになりました。また、ワークショップを理解しきれない外国の方には、個別で時間をとりフォローをしていきました。

　さらに、元請けの仕事の段取りの遅れのしわ寄せが、下請けである髙千穂建設に降りかかるといった状況もありました。コンクリートが固まる時間などによっても職員のその日の現場の配置が変わるため、全体の仕組みづくりにおいて職人気質や仕事の役割などから難しさが生じていました。

　職人特有の集団心理を理解し、他業種との連携を図りながら健康づくりの仕組みを確立することには、多くの課題と困難が伴い、私たちも試行錯誤の日々が続きました。

■ ともに歩んでいく中で

結果、1年間の型枠大工の仕事の分析や職人へのフィジカルチェックにより、型枠大工特有の身体の使い方が、身体機能にどのような影響を与えるかを特定することができました。さらに、それに対する介入が健康なコンディションを取り戻せる可能性があることも見えてきましたが、十分な習慣化の仕組みを構築するまでには至っていません。

今後もこの知見や失敗を生かして、佐藤社長と職員のみなさんと協力し、継続的な取り組みを実践する仕組みを1年をかけて構築する予定です。この取り組みによって、型枠大工の健康づくりをサポートし、長期的な健康状態の維持につなげることを目指しています。

うれしい出来事が別で起こっており、健康経営に取り組んでいるという発信を行うことで、同業他社から関心を寄せていただけることが増えたようです。そのことがリクルートにおける強力なアピール材料になっているとのお話を聞くことができました。

人手不足に喘ぐ建設業において、<u>健康経営が会社の持続可能性を高めるためにも重要である</u>とサポートの中で感じることができました。

健康な職人が高い生産性をもって仕事に取り組むことは、組織の成長と発展に不可欠な要素です。私たちは、今後も髙千穂建設の誇りである高い知識と技術を健康の面からサポートさせていただき、持続可能性や組織のブランド価値を高めることに貢献したいと考えています。

→ 株式会社髙千穂建設　代表取締役　**佐藤 清史 氏**

こうしてサービスを毎年続けていきたいと思うのも、Canvasの誠意の部分がとても大きいです。お金をもらって仕事をすることは当然ですが、Canvasはそれだけではなく、臨機応変に対応してくださることで、想いの部分がスパイスとして乗っていると感じています。

私自身も熱量あるほうだと思いますが、Canvasのさらなる熱量で向き合ってくださる姿勢に、大いに学ぶところがあります。

型枠大工の現場はマンションや高速道路建設などの最前線を任される重要な役割を果たしています。責任がある分、やりがいを感じる仕事でもありますが、同時に人口減少や衰退している業種としても課題に直面しています。建設業全体で離職者や退職者が増えている中で、健康への配慮が重要性を増しています。

職人たちが自分の身体の健康を後回しにして、仕事にのめり込んでしまう傾向が見受けられます。その結果、60代前後の職人たちが、若い頃から無理をして身体を痛めてしまっている現状があります。健康を害することは一度きりの人生で取り返しのつかないこと。この問題を無視してはいけないと考えています。仕事にもその影響が現れ、長期間の離脱や病院通いが現場で人手不足の原因となっています。

会社を30年、40年と続けていくためには、この健康課題を職業病だと諦めていてはいけないと思っています。パフォーマンスを高めることが求められる職業だからこそ、職人たちには自己管理の時間をもつことが重要です。

これからもCanvasには、職員が健康を意識するきっかけを作り続けてほしいと思っています。健康をベースとした上で職人としての高い知識・技術が乗ってくると、さらに良い仕事ができると信じています。

職人たちが健康に真剣に向き合い、長く安心して働ける職場を築いていきたいと考えています。健康と幸せがともに広がる未来に向けて、一緒に歩んでいけることを心から喜んでいます。

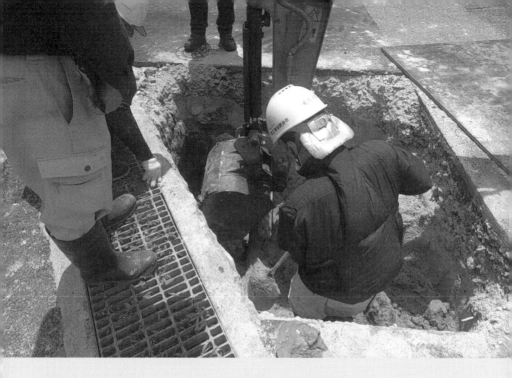

「従業員の声」を第一にした
ボトムアップのアプローチ

No.7 — ガス工事業
圓工事有限会社
https://www.enkouji-gaspipe.jp/

代表者名：山下 國久
所在地：島根県松江市北田町32-1
設立年：1994年11月1日
従業員数：従業員8名　役員3名

● 事業内容
・ガス管工事（それに係る工事一式）　各
　種薬品類販売

■ 圓工事有限会社との出会い

　山下社長はお父様から事業承継をした「二代目社長」であり、かつては営業の仕事をしていた経験があります。先輩からの厳しい指導を経験したことから、**自社の社員には快適な労働環境を提供し、無理のない働き方を実現したい**という強い思いを抱いていました。

　私たちは中小企業家同友会の会員として、月に1回の例会などを通じて、山下社長と経営のお話をする中で、会社にかかわらせていただく話が進んでいきました。実際に会社に入っていくと、病院で異常がなかったにもかかわらず歩くことが大変で、転倒や転落の危険性のある職員田中さん（仮名）の現状が見えてきました。

　山下社長は、今回の取り組みが**「職員全体に対しても良い影響を与える会社の環境づくりの一環」**になると考え、私たちに依頼してくださいました。しかし、一方で身体面の気になる田中さんは職人気質なところもあり、健康づくりの取り組みに対しては、消極的な姿勢をもつかもしれないと山下社長は不安を抱いておられたのです

　職人気質の社員が自らケアに前向きに取り組むことは難しいこともありますが、それでも山下社長は田中さんをうまく巻き込み、全体を支援してほしいと私たちに話されていました。

■ ガス工事現場の特性

　ガス工事の夏の現場を見学させていただきました。実際の作業を行うわけではありませんでしたが**そばで見ているだけでも暑さで汗が流れるほどの厳しい**

<u>労働環境</u>で、作業には体力と持久力が求められることを身をもって感じました。

　工事が行われている現場は公道上であり、車がすぐそばを行き交います。工事現場によっては車が通るたびに作業を中断し、車の誘導を行う必要があることを知りました。また、ガス管の修理や修繕には重機が使用されるため、重機の操作に対する見識や技術も必要です。

　仕事の安全管理上、穴の内外にも安全意識と注意をもって作業を行わなければならないことがわかりました。特に、注意力や身体機能の低下がある場合、事故や怪我につながる恐れがある現場だということを認識しました。

　ガス工事における職業病の「心理的要因」として、**<u>ガス漏れは多くの人の命に直結する</u>**ということです。ガス菅を傷つけてしまいガス漏れが発生した場合、周囲に住む住民にも危害が及ぶ可能性があることを知りました。

　さらに、ガスの種類によっては空気よりも重い性質をもち、穴にガスがたまる可能性もあるため、非常に危険です。作業は慎重かつ迅速に行う必要がありますし、地域の法的要件やガスの安全基準にも精通していることが不可欠だと感じました。

　ガス工事は高度な技術と知識、そして安全への意識が必要な仕事であることを改めて認識しました。

　現場では、重機を使用して１メートル近く掘り進め

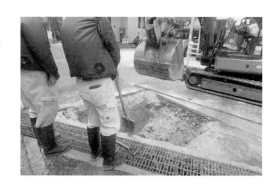

た後は、ガス管周りの作業がスコップを使った手作業で行われました。「**作業のほとんどがこのスコップでの穴掘りだよ**」と言われるほど、多くの時間をこの作業にかけるようです。

　この作業工程において重機の運転手と手作業チームが連携し、ガス管の位置を確認しながら慎重に作業を進めることが重要だと実感しました。チームワークが密に結ばれていることで、作業の安全性や効率が向上することを理解しました。

　また現場の職員からは、仕事における身体への負担に関する多くの声があがりました。具体的なコメントとしては、

　　「無理な姿勢で力仕事をすると腰に痛みが出る」
　　「同じ姿勢での作業が続くと痛くなる」
　　「片手で重い物を持つと腰が痛む」
　　「長時間しゃがんで作業すると足に痺れが生じる」

といった腰痛に関連したものでした。
　これらの声を踏まえて、身体への負担を軽減し、作業効率を向上させるための対策を考える必要があると、現場見学やヒアリングを繰り返していきました。

■ 現場から見えた職員の身体の傾向

　職員の「身体的要因」について、作業現場から様々な身体への負担が想定されました。実際に一人ひとりの職員のフィジカルを計測してみると、前屈角度や体幹の回旋の柔軟性は基準値を超えた高い数値を示していました。しかし一方で、バランスや下半身の筋力は低下している傾向が見えてきました。

特に四つ這いの姿勢で行ったレッグレイズでは、骨盤の傾斜が生じやすく、脊柱起立筋が過剰に働いていることが推察されました。右半身に関しては、右脚のバランス感覚や右肩甲骨の柔軟性の低下、右の腰痛症状の訴えがありました。

これらの症状は、**炎天下での長時間のスコップ作業が影響している**可能性が高いと考えました。熱中症のリスクを避けるためにも、十分な水分補給と適切な休憩をとることが必要だと考えました。また、作業姿勢の改善や体力トレーニングを取り入れることで、職員の身体への負担を軽減する対策を行っていく必要性を感じました。

■ 悩みを共有することから生まれた田中さんの変化

現場分析の後は職員のパフォーマンス向上と労働生産性の向上を目指し、ワークショップを通して管理者・職員とともに健康管理について検討していきました。

従業員のみなさんは和気藹々としており、意見を出しやすい雰囲気がありました。特に夏場の対策や身体のケアについての話題には、積極的に取り組もうとされ、仕組みとしてすぐに取り入れていく姿勢が見受けられました。

情報の提示に際しては、私たちが分析した内容をわかりやすく共有することに意識を向け、職業病に対する「認識を変化」させることを目指しました。

従業員たちが自分ごととして課題を捉え、参加型のワークを通じて進めていくと、ある職人から個別のサポートを希望する声がありました。その職員はなんと山下社長が健康状態を懸念して、圓工事さんへのサービス介入のきっかけとなった田中さんでした。個別のサポートが始まると、「周囲と同じように歩けるようになりたい」という気持ちを口にされました。

個別でのかかわりで意識を変えることができなかった方でしたが、従業員との課題感の共有を契機に自身の身体に対する認識が「もうダメだろう」から「よりよくしていきたい」といったポジティブなものに変化していったのです。

　実際に個別のセルフケア支援を通して、その職員の歩行機能や筋力の数値が倍に改善されていきました。その結果、田中さんは怪我をせずに今でも業務に取り組んでおり、状況が良くなっていることが確認されました。

■ 健康経営のこれから

　圓工事に新たな職員が加わりました。山下社長は健康づくりをトップダウンで進めるのではなく、職員がより過ごしやすい環境を実現するために、従業員の赤裸々な声を第一にした、ボトムアップアプローチを採用することを話していました。

　このような意向から、新たな職員が社内の健康づくりの窓口となり、職場のメンバーと緊密に連携しながら、従業員の声を集め、健康づくりの取り組みを進めていく役割を担っています。

　山下社長は、彼の役割をバックアップし、必要なリソースやサポートを提供することで、社内の健康づくりを推進する体制を整えています。従業員の声が反映された環境づくりは、働く人々の幸福感や生産性の向上につながると考えられます。

→圓工事有限会社　代表取締役　山下 國久 氏

最初は会社で健康課題によって一人で歩くのも大変な職員がいて、その職員を何とかサポートしたいという思いがきっかけでした。会社の業態自体が、職員の健康があってこそのものだと考えているため、特に腰痛などで社員が困っている声を聞く中で、うちの会社にはこのようなサービスが必要だと感じました。

私は職員の思いに沿った職場づくりを心がけていますが、経営者と従業員という立場の違いから、差異が生じることもあると認識しています。特に今回のサービスについては、職員自身が求めているかどうかもわからない、経営者のエゴにうつる可能性だってあると思います。

例えば、極端な話、腰が痛いのが当たり前だったり、肩が痛いのも当たり前だと考えているケースもあります。そもそも課題に思っていない。しかし、Canvasさんはきちんと対処できる課題として、職員に認知してもらうまで丁寧に対処してくれるし、一緒に対策を考えてくれる姿勢に大きな価値を感じています。

以前、ゼネコンの安全大会で医師を例に挙げてコミュニケーションのとり方について話されたことを思い出します。医療職はコミュニケーションが一方的なことが多いというイメージは確かにあるなと思って聞いていました。

Canvasは徐々に専門知識を示してくれることで、職員に対して何ができる専門家なのかを理解させてくれました。また、職員の思いに耳を傾けてくれたことも、職場環境を改善する上で重要な要素となりました。私たちの望む健康づくりにおいて必要な職場の仕組みも徐々に整っていったのではないかと思います。

同じ目線で向き合ってくれる姿勢が、予防において非常に重要な要素であることを感じています。これからも私たちとともに職員の目線になって支援してもらえるとうれしいです。

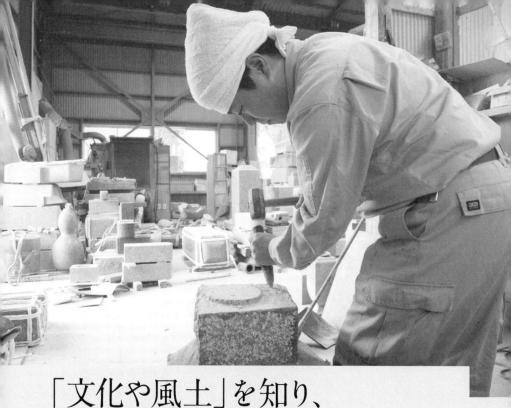

「文化や風土」を知り、
メンタル面の改善にチャレンジ

No.8 ── 石材加工業
株式会社足立石材
http://www.adachisekizai.co.jp/

代表者名：足立 和昭
所在地：島根県松江市上乃木 2-28-5
設立年：1957年3月
従業員数：12名

● 事業内容
・石材全般製造及び販売

■ 足立社長との出会い

　足立社長は、松江市法人会青年部の理事を務めておられ、経営者団体が主催する研修会で初めてお会いしました。ご自身も腰痛をもっているというエピソードから健康管理の重要性を認識しておられ、熱心にサービスの内容を聞いてくださり、会社へ訪問してお話しさせていただく機会をいただきました。

　足立石材では会社の健康経営に積極的に取り組んでおり、月々の整体やマッサージへの費用負担、家族サービスへの費用補助など、「リフレッシュ手当」を導入し、働きやすい環境づくりを実践していました。

　石材加工業は、重量物を取り扱うことが多く、身体を頻繁に使う仕事であり、屋外の環境によって影響を受けることから、身体的な負荷が非常に強いと言われています。このような職業柄、**長時間の肉体労働や厳しい作業条件に直面し、その課題が長期間にわたって解決されずに放置されていた現状**があったのです。

　数年前、足立石材でも一人の従業員がメンタル不調に陥り、通院を余儀なくされるほどの状態になりました。この出来事が業務の生産性低下や会社全体の雰囲気の悪化をもたらしたようです。従業員のメンタルヘルスの重要性が明確になり、これまでの課題が顕在化していました。

　この出来事を通じて、**従業員の健康は経営に直結する重要な要素**であることを実感したと話しておられました。そんな中、健康経営という考え方について法人会を通して見聞きしたことも受けて、足立石材でも取り組むことを決意されたようです。

最初はメンタル不調の問題を会社のメンタル対策だけで解決しようと試みましたが、うまくいかずに苦労されたとのことでした。そんな中でCanvasと協力し、**フィジカル面から会社の文化や風土に切り込む中で、メンタル面を**改善する取り組みにチャレンジすることになりました。

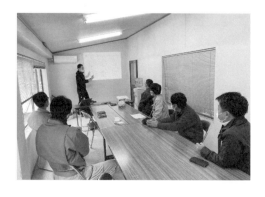

■ 課題を話し合う場から、メンタルケアができる職場へ

実際に現場に入ってみると、現場の乱れや他の社員との情報共有不足、そして腰痛によるストレスが相まって、職員同士の相互理解の不足と疑心暗鬼が生じ、従業員のメンタル不調につながっている現状が見えてきました。

メンタル不調へつながる要因の一つとして「**チーム内でのコミュニケーション不足**」が明らかになりました。これまでは、リフレッシュ手当などを導入してメンタルケアに取り組んできましたが、雰囲気の改善までにはつながらなかったそうです。

私たちと足立社長で話し合いを重ね、石材業の身体的負担を逆手に取り、「腰痛」をみんなで解決するテーマとして掲げ、コミュニケーションを促進するアプローチをとっていきました。

実際に会社に入りながら腰痛に関する課題を共有する場を設け、意見の出しやすい環境を整備しました。

■ ワークショップを通して出た意見としては

「この仕事柄、腰痛などは仕方がない」
「この痛みは対処できないのではないか」
「病院に行っても薬しかもらえない」
「課題を先送りにするしかない」

　など、みんながこれまでに会社内でお互いに共有したことのない課題を出し合うことができました。

　従業員同士で意見を出し合い、検討し、決定するという石材加工業としてはこれまでに経験したことのないプロセスを経て、普段の従業員同志のコミュニケーションが徐々に改善されました。

　それに伴い、会社の雰囲気は徐々に良くなり、腰痛に対処する会社の仕組みについてのワークショップでも積極的に意見が出てきました。

■ 様々な形で成果が現れる

　活動の成果として従業員のフィジカル面の改善はもちろん、チーム内のコミュニケーション不足を解消し、従業員のメンタル不調や雰囲気の悪化を改善するという成果をもたらしました。

　フィジカル面の変化として、従業員全体で下肢筋力、バランス、柔軟性、歩行能力などのすべての項目において改善が見られ、驚くことにそれまで見られていた腰痛による計21日間の欠勤（1年間）は完全になくなりました。これはアブセンティーズム（従業員が会社を病欠・病気休業している状態）の改善で

あり、175万円の労働損失額削減につながったとのことでした。

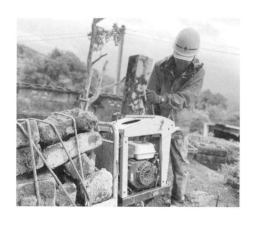

また、メンタル面の変化として仕事に関連するポジティブで充実した心理状態を現すワーク・エンゲイジメントを評価したところ、昨年と比べ平均値が向上し、日本の建設業における平均値（3.33）以上の結果がでました。

従業員からは「気軽に相談できる環境づくりにつながり、良いと思う」「現場ではスムーズに仕事がこなせるようになった」などの多くのポジティブな意見がありました。

この共創のプロセスによるコミュニケーションの改善は、チームの結束力を高め、さらに、会社の売り上げも昨年比で約114%増加したのです。

■ 大切にした3つのポイント

足立石材での健康経営の取り組みで意識をした3つのポイントがあります。

① メンタル面へのアプローチ

従来、メンタル面へのアプローチは「メンタルそのものに焦点を当てる」ことが一般的でしたが、実際に会社でメンタル相談の場などを設定しても心理的障壁から利用されづらく、どの会社もメンタル面への取り組みは成功しづらい問題を抱えています。

足立石材の取り組みではフィジカルな側面である腰痛対策を通じて、コミュニケーションの質を高め、メンタルケアを実現しました。みんなが扱いやすい「腰痛」をテーマに課題を共有し、解決に向けて取り組むことで、**従業員のメンタル面にもポジティブな影響**を与えることができた可能性があります。

② 共創とコミュニケーションの重要性

　この取り組みでは、「健康を会社の共通の課題」と位置づけ、社員とともに働く環境を共創しました。社員の意見を尊重し、意思決定に参加していただくことで、チーム全体での協力体制や合意目標の達成に向けたコミュニケーションが重視されました。

　こうした、**「社員の声が反映」**される共創のプロセスにおいて、**チームの結束力やモチベーションの向上**が図られました。

③ 結果としての業務効率化と売り上げアップ

　コミュニケーションの改善と健康への取り組みが相まって、業務の効率化が実現しました。具体的な対策の導入により、作業環境や作業方法の改善が行われ、生産性が向上しました。

　また、**健康な状態で業務に取り組むことで、従業員のパフォーマンスが向上し、会社の売り上げ増加**につながりました。

　こうした健康経営の取り組みは石材加工会社としては全国的にも稀有なものであり、中長期的に人材難や高齢化で難しい局面に立っている同業態のモデルとなるように、一緒に取り組みを進めていこうと思っています。

→ 足立石材株式会社　代表取締役　**足立 和昭 氏**

自分自身が腰痛で悩んでいたタイミングでもあり、また社員からも腰痛で悩んでいることをたびたび耳にしていたため、とても激務で大変な中でも頑張ってくれている社員たちに対して、会社でサポートしたいという気持ちからCanvasに依頼しました。

これまで石材業における「腰痛」は、下手をすると「若い頃の努力の成果」を示すような意味をもっていました。若い頃は重たい石を持ち上げる姿を先輩に見てほしかったし、褒められたかったという気持ちもありました。

サービスが始まって感心した点は、社員一人ひとりに丁寧に接してくれたことです。現場にうかがいヒアリングを行い、そのまま職員と一緒に弁当を食べながら身体の相談に親身に乗ってくれたり、そんな姿勢はなかなか他では見られないと思います。

うちの社員はシャイな人が多い中で、外部のサービスに対して結構、抵抗を示すことがありますが、Canvasの仕事における姿勢は、みんなが健康について率直に意見を出しやすくさせた要因の一つだと思います。

本気で会社を思う姿勢や誠意がとても感じられます。一緒に決めていった仕組みの一つである体操は、ワークショップに参加していなかった事務の女性社員さんも朝、こっそり一人で実践しているようで、その様子にツッコミ笑いながらも良い雰囲気が社内に広がったことを感じています。

一人ひとりの身体の変化が現れ、数値的にも示され、みんなが気持ちよく健康づくりを実践できる雰囲気がどんどん出来上がっています。Canvasの専門家のサポートにより、社員たちの健康への意識が高まり、職場全体で健康づくりに取り組む雰囲気が広がっています。これからも社員たちがより健康で幸せに働いてくれることを願っています。

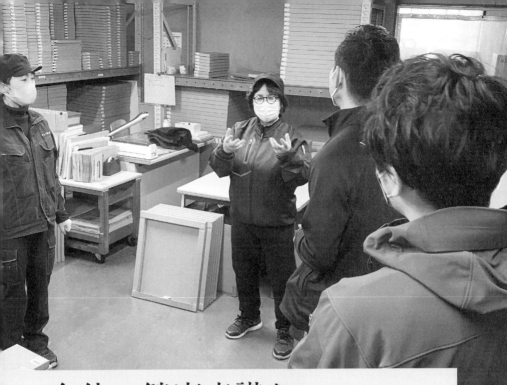

全体の健康意識を
「無関心期」から「関心期」へと
変容させる

No.9 ── 紙製品製造業

サトミ紙工株式会社

http://www.a-do.ne.jp/satomisi/

代表者名：里見　典洋
所在地：岡山県津山市中島238
設立年：1953年2月
従業員数：30名

● 事業内容

- ・ダンボールケース製造販売
- ・包装資材の販売
- ・梱包・パッケージの製造販売
- ・美粧貼箱・トムソン印刷紙器
- ・企業向け梱包資材・緩衝材・紙加工品

■ 里見専務との出会い

里見専務は島根県中小企業家同友会の月1回の定例会に、面白い経営者とつながるために岡山から訪れていました。私たちと里見専務は同世代であり、懇親会で事業の説明をさせていただいたところ、すぐに意気投合し、早速、岡山県の会社にサービスを導入することになりました。

サトミ紙工は従業員の心理的な健康や働きやすさに重きを置いており、職場環境や労働条件だけでなく、従業員の家族も巻き込んだ様々な取り組みを行っていました。社員の家族も参加する懇親会などを年に何度か実施しており、<u>**社員同士が大きな家族のような絆で結ばれている印象**</u>を受けました。

また、協力事業者も含めて「**信頼関係**」を大切にされており、私たちも新しい工場の棟上げパーティーに招待していただき、職員やその家族、会社の関係者と交流の機会を得ることができました。

私たちがサトミ紙工を訪れ、現場を回らせていただくと、社内には非常に和気藹々とした雰囲気が漂っていました。職員のみなさんの挨拶や受け答えが非常に丁寧で、素晴らしい印象を受けました。

初期にかかわらせていただいた紙器（紙で作る器）チームの女性の方々は、以前からストレッチの習慣や働きやすい環境づくりに関心をもっており、積極的に提案や意見を出していたことが印象的でした。彼女たちは専門家と協力して、これからの取

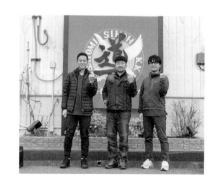

り組みに期待を寄せているとおっしゃっていました。

　岡山県では健康経営がまだまだ浸透していない状況でしたが、サトミ紙工は「健康経営のリーディングカンパニーとして地域における先駆的な存在となりたい」という強い志をもっていました。私たちは初めての岡山県の企業事例として、サトミ紙工と出会えたことを非常にうれしく感じたことを覚えています。

■ 現場での様子やアンケート調査から見えてきた方向性

　現場では、紙製品の製造には製造機械の操作や制御、素材の選別や加工、製品の組み立てや検査などの技術が求められます。職員の方々の手つきの速さには驚かされました。流れるような手捌きで何個ものダンボール製品を作成していく様子は感動的でした。　同時に、そのパフォーマンスを継続することの大変さも感じました。

　従業員のみなさんへのアンケート調査では、最も多く挙げられた健康課題は「腰痛」「首の不調など」でした。特に、仕事に影響を与えている健康課題の多くは「首の不調や肩こりなど」であり、紙器チームでの症状が集中していることがわかりました。

　また、現場見学の際にも別の担当の従業員から、「紙器チームの仕事が特に大変ではないか」という声がありました。こういった声が別の部署からあがってくることもサトミ紙工の企業としての強さだと感じました。

　実際に働かれているみなさんは「同じ姿勢で作業が続くことが原因」として、腰痛や首痛の問題を認識されていました。

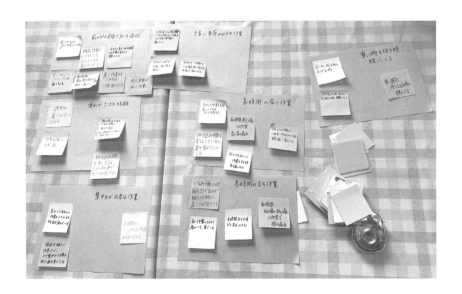

　そのため、まずは紙器チームの約10人を対象に健康づくりをスタートさせました。みなさんは非常に真剣で、講義後も症状の理解や話し合いに参加される方が多くいらっしゃいました。

　仕事における健康課題のワークショップでは、以下の内容があがってきました。

　優先順位が高かった課題は、「**手元を見ながらの長時間の立ち仕事による首の疲れ**」と「**前かがみ姿勢を長時間とることで起こる腰痛**」でした。ワークショップの雰囲気は、課題感が高い人もそうでない人も様々でしたが、特に健康づくりを以前から提案していた、2名の女性従業員の積極性が際立っていました。

　ワークショップを通して、全体の健康意識を「**無関心期**」から「**関心期**」への変容を促すために、腰痛課題感をもっている職員の悩みを共有し、みんさんにも課題意識をもってもらい、効果をイメージできないという声に対しては、腰痛に悩む方の腰痛症状に対して、具体的な対策を示すためにデモンストレー

ションを行い、症状の変化を
見てもらいました。

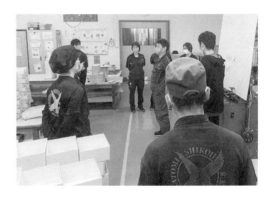

　その成果もあり、講義後に
は個別の症状について聞いて
くれる参加者が何名も現れ、
その受け答えの様子が周囲に
も共有されることで、健康情
報を深く広く届けることができました。

　次に、「準備期」から「実行期」に進む際にハードルとなる問題に対して、
忙しさや時間の制約、方法の理解不足などが挙げられました。そのため、2名
の女性従業員を中心に意見を集約し、昼の時間にセルフケアが実施できるよう
に調整していきました。

　この仕組み化が始まってから2週間目には、参加者たちが昼休みや仕事以外
の時間に積極的にストレッチや柔軟体操を行い、健康行動が増えていったこと
が報告されました。

　　「昼休みに自分でストレッチをするようになった」
　　「疲れた時には時々ストレッチをするようになり、その日のうちに疲れが
　　　取れるように意識するようになった」
　　「身体に負担がかかる前にこまめにストレッチをするようになった」

という健康への意識が変わったという声が多く寄せられました。

この取り組みの様子が別のフロアの職員にも広がり、専務の支援もあり、定期的にセルフケアが取り組まれるようになりました。

ワークショップを通して、参加者の健康への意識が高まり、仕組み化されたセルフケアが積極的に行われるようになったことが感じられました。**従業員の健康促進による職場の雰囲気改善や仕事時間外での健康行動増加など、ポジティブな変化が見られた**ことは大変喜ばしいことです。

■ 会社全体、地域で健康経営を推進する

紙器チームを中心に進めてきた取り組みは一定の成果を上げることができ、積極的に取り組んできた2名の女性がサトミ紙工では初めての「**衛生委員**」として任命されました。このように**健康経営の取り組みがきっかけで従業員に役割を与えることになる**ということは、私たちにとっても非常にうれしい出来事でした。

さらに、地域にも健康経営の考え方を広めるために、報道機関とやり取りをし、岡山地域の経済誌「週刊VISION岡山」に特集されることで、地域の他の企業や関係者にも健康経営の良い実践例を広める機会を得ました。

これにより、地域全体の活気と健康経営促進への意識向上に向けて、サトミ紙工が地域の**健康経営リーディングカンパニー**としての役割を果たすべくプロジェクトを進めています。

→ **サトミ紙工株式会社　取締役専務　里見 允二 氏**

「しあえる」を導入してから、職員みんなの健康意識が上がっているなと感じています。昼になると、段ボールを敷いて休憩所でペアでストレッチを行っている職員や、職場全体の健康づくりに積極的に取り組んでくれる職員、そして以前は、仕事に対してストイックだった人が、健康づくりにも同じくストイックに励んでいる姿を見かけます。これらの様々な行動の変化に喜びを感じています。

また、健康面にも良い影響を与えています。以前は腰痛や肩こりで痛み止めを頻繁に服用していた職員が、ほとんど薬を飲まずに仕事に集中できるようになったという声を耳にするようになりました。行動の変化が健康面や仕事においてもその効果が波及しているのがうれしいです。みんながそれぞれ一歩でも変わることは、組織全体で見ればとても大きな変化だと思っていて、未来を考えた時にこのような変化はとても大事だなと感じています。

過去にジムと契約して社員の健康づくりを推進しようとしましたが、中々行動が変わらなかった経験もありました。自分にはスキルもないから余計に難しかったですね。最初、職場に提案した時は必ずしも前向きな反応でもなく、始まった当初は様子を一歩引いて見ている職員もいました。しかし、今では積極的にCanvasに質問したり、意見を出すようになったりと、外部の専門家に頼ることの重要性を強く感じています。

私たちの会社には「ザ・ファミリー」という考え方があります。経営者のエゴかもしれませんが、それは社員一人ひとりの可能性を信じることを大切にしているという意味です。この精神を大切にして、今後もその可能性を信じ続け、未来への投資をしていこうと思います。

会社の発展だけでなく、Canvasとのつながりが地域や社会にも大きな影響をもたらすと信じています。今後もその縁を広げながら、さらなる成果を上げ、地域にとって価値ある実践をともに創っていきたいと思っています。

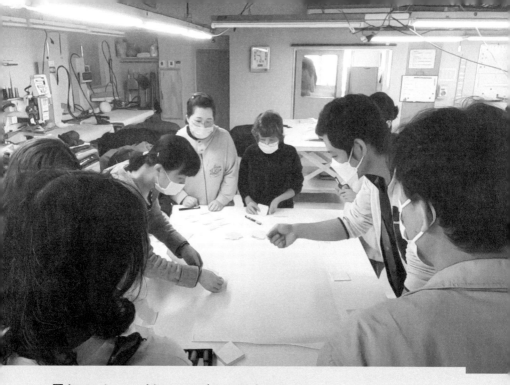

「個人と集団」に対して、ポジティブな認識へのアプローチ

No.10 —— 縫製業

株式会社KUTO
https://kuto.jp/

代表者名：福田 圭祐
所在地：島根県松江市宍道町昭和103
設立年：2019年10月
従業員数：10名

事業内容
・縫製品の受託加工、カット
　ソーの企画・製作・販売

■ 福田社長とある腰痛女性との出会い

　様々な経済団体やスタートアップイベントを通じて、私たちは福田社長と出会いました。福田社長は社内に腰痛で悩む従業員がいることに気をかけ、その方の痛みを少しでも軽減することを望んでおられ、私たちのサービス導入を決められました。

　私たちは現場を訪問した際に、腰痛を抱える女性である小林さん（仮名）とお話する機会がありました。彼女は慢性的な腰痛に対して「病院で治らないと言われました」「整体の人からここに通わなくなるとどんどん悪くなるよと言われました」と話していたのが印象的でした。

　かつて、ぎっくり腰で腰や足に痺れが走り、痛みで身動きがとれなかった経験や、それによって仕事で他の人に迷惑をかけた経験をずっと引きずっていたのです。

　小林さんは長年にわたり、「腰痛はもう治らない」という認識をもち、その**痛みの破局的思考**に陥っていました。休日には一日中横になって痛みを回避し、買い物にも出かけないとのことでした。職場でも私生活でも腰に負担をかけずに生活するように努めていました。

　そうした経験から、立って行う仕事ができないという**運動への恐怖感**にもさいなまれ、ずっと座って仕事をしていました。私たちは小林さんのもつ「腰痛はもう治らない」という認識を変え、痛みを軽減するお手伝いができれば、職場や周囲の

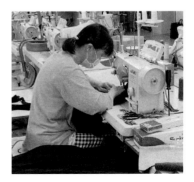

人々が痛みに対する認識を変えていくだろうと強く感じました。

■ 健康課題に対するネガティブな捉え方

　従業員へのアンケート調査の結果、半数の方が「腰痛」によって仕事への支障を抱えていることが明らかになりました。特に縫製業では、長時間座った状態での作業や同じ動作の繰り返し、細かな手作業が求められるため、職員からは、腰の症状以外にも「手首に違和感がある」「頭痛がある」「目の疲れがある」「夜に足がつる」「足が冷たい」などといった様々な症状の訴えがありました。

　また、従業員へのヒアリングでは「腰が痛いのは仕方がない」「身体がだるい」「この仕事についていると仕方がない」など、職場全体として健康課題に対するネガティブな捉え方があると感じました。

　さらに、「家と職場の往復で運動習慣がない」「筋力が落ちている感じがする」など、運動不活発な状態も仕事柄起きている様子も見えてきました。

　このような職場全体における健康課題に対して、私たちはポジティブな捉え方に意識を変えていくことや運動習慣を獲得することの重要性を認識しました。

　具体的には、まず健康課題に対してポジティブな捉え方を醸成するために、数名を対象に個別のセルフケア指導を行い、糸口を見出そうとしました。

■ 個人から集団へアプローチする

　個別指導の対象者である小林さんの長年腰痛に悩まされてきた症状を克服する体験が、職場全体に対して健康課題に対するポジティブな認識を生み出すきっ

かけとなりました。

　小林さんとのコミュニケーションから、「これはダメだった」「もう治らない」と彼女が痛みに対して、根深い思考をもっていることがわかりました。そこで、認知行動療法を主としたアプローチをとることが重要であると判断しました。

　具体的には、**活動記録を用いて「できたこと」を記載していく**よう促し、物事の捉え方についてフィードバックしました。最初は戸惑いもあった彼女ですが、数か月以上にわたって記録をつけるうちに、徐々に「できたこと」に目を向けることができるようになりました。

　長年にわたる腰痛の悩みを克服し、次第に改善していく過程で、

　　「数年ぶりに走れるようになりました」
　　「土日におしゃれして買い物に行きました」
　　「一日初めて痛みなく過ごせるようになりました」
　　「もう立って仕事しても大丈夫です」
　　「仕事の効率も上がりました」

というポジティブなコメントが次々にあがってきました。

　症状の改善により、彼女の周囲からも「**小林さん、表情がとても明るくなったね**」「**歩いている姿勢が綺麗だね**」という賞賛の言葉が寄せられるようになりました。これが彼女の活動記録を継続する上でのモチベーションを高め、自身の症状の変化を適切に捉えていくことにつながりました。

　彼女の成功を受けて、他の従業員からも様々な健康課題に対する効果を実感

したコメントが多く寄せられました。首の症状や腰痛など、身体に対しても改善が見られたとの報告があり、職場全体の健康への意識が高まりました。

　そうした個人の変化をきっかけにしつつ、運動習慣を身につけたいといった職員からの希望に対しては、朝礼の時間に数分の運動メニューを提案し、運動習慣の促進を図りました。

　その結果、職場全体が健康課題に対してポジティブな雰囲気をもつようになり、社長からも「職場全体がなんだか明るくなった」という賞賛の言葉をいただけるようになりました。

　個人と集団に対して、それぞれアプローチすることで、彼女の腰痛症状の克服が、職場全体の健康課題に対するポジティブな認識を生み出す一助となりました。彼女の成功事例が他の従業員にも良い影響を与え、健康への取り組みが全体へ広がっていくことを今後も期待しています。

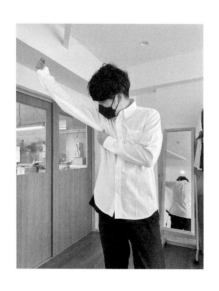

■ 商品開発につながるご縁

　KUTOとのつながりは、健康経営だけに止まらず、商品開発にも広がっています。現在私たちは、片麻痺の着衣に注目し、着やすくおしゃれさを兼ね備えた商品「スルースリーブ（https://kuto.jp/through-sleeve/）」のアドバイザーとしてもかかわっています。

福田社長とは商品開発のスタートアップイベントでのご縁からでした。当初は神経難病者に対する衣服のプロダクトでしたが、片麻痺の方々の現状など医療現場で起こっていることや、どういったニーズが隠れているかなどを共有し、プロダクトの構想から深くディスカッションして試作を重ねながら完成していきました。

　スルースリーブは、障害をもった人も楽におしゃれを楽しむことができるプロダクトであり、私たち作業療法士の専門性も生かされたもので、自信をもっておすすめできるものです。

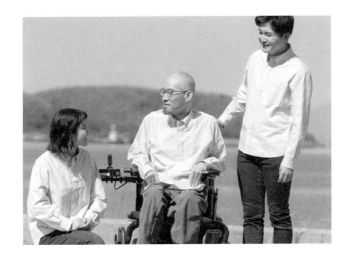

　一般企業との仕事を行うことで、**私たちの培った経験が別の形で社会に生かされるきっかけになる**ことも多いと感じます。今後もKUTOに限らず様々な会社とともに、社会で価値づくりを行っていければと考えています。

→ **株式会社KUTO　代表取締役　福田 圭祐 氏**

Canvasには粘り強く職員の腰痛症状に向き合ってくれて本当にうれしかったです。小林さんのこともあり、健康経営支援を依頼したことで、職場全体に対しても良い風土が芽生えるアプローチとなり、大変満足しています。

彼女の歩き方を見ていると、明らかに無理をしているなということもわかりましたし、自分も腰痛があったからこそ、なんとかしてあげたいと思っていました。

病院に行くように促しても、彼女の症状が一向に改善していかず、経営者として、これらに対してどのように対応したらいいのか頭を悩ませていました。そんな折、Canvasと出会うことができ、職員を任せてよかったなと思っています。

Canvasのアプローチによって、彼女が徐々に症状を克服していく姿を見ることができ、本当に感謝しています。これからもCanvasを通じて、職員や会社全体に対して、健康面をサポートしてもらえたらと思っています。

また、今回は健康経営以外にもコンサルとして商品開発にも携わってもらいました。スタートアップイベントをきっかけに当社にお越しいただき、スルースリーブのコンセプトなどを細かく壁打ちしてもらいました。

私たちは縫製を生業としているので、その領域の専門性はあるのですが、「それを必要としている方が、どんな気持ちでいらっしゃるのか」について十分に知らないところもあります。その点、障害者の方々の現場やニーズについて、医療職の視点から様々なアドバイスをいただいたことで商品が完成していきました。

このように地方で企業同士が協力することで、今までに起こせなかった様々な価値が生まれていくと感じています。これからもCanvasとともに様々な価値づくりをご一緒できるとうれしいなと感じています。

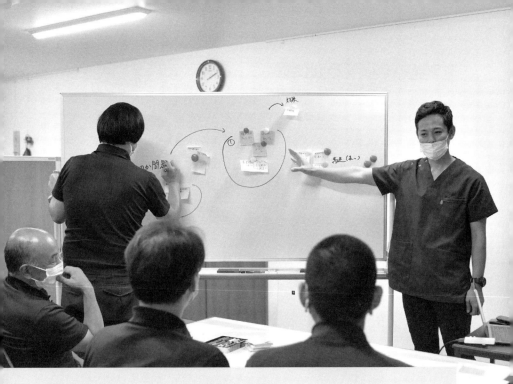

業界特有の「根深い」課題に立ち向かう

No.11 ── 運送業
錦織運送株式会社
http://nishikohri-tspt.com/

代表者名：錦織 正
所在地：島根県出雲市常松町510-1
設立年：1954年10月1日
主な取引先：一般顧客等
従業員数：23名

- 事業内容
- ・一般区域貨物自動車運送事業
- ・貨物自動車利用運送事業
- ・普通倉庫業

■ 錦織専務取締役との出会い

　錦織専務取締役とは島根県中小企業家同友会の定例会で出会い、同年代であ
りながら将来的に伝統的な運送業の会社を「事業承継」をする立場で、これか
らどのように会社のあり方を考えればいいかについて、話し合っているご縁か
らつながることができました。

　「錦織運送」は、以前から業務効率化において先進的な取り組みをされており、
運送業を牽引する地域でも著名な運送業でした。学生時代に習得したシステム
管理などの知識をもとに、運送・倉庫業におけるITソリューションの提供に力
を入れておられました。

　その上で錦織専務取締役は今後、運送業は新たな手を打つ必要があると感じ
ておられました。元廣、藤井と同年代でもあり、会社の経営について話し合う
と毎回時間を忘れて盛り上がっていました。

■ 運送業の現場について

　運送業では、長時間の運転や物品の積み下ろし、荷物の取り扱いなどが必要
です。私たちはそれらの業務による疲労や腰痛、ストレスなどが発生するとい
うイメージをもって、現場を訪れました。

　しかし、実際にはイメージとは異なり、職場は効率的に管理された環境で、
短距離の運送スケジュールが余裕をもって組まれていました。錦織専務取締役
は「過労による健康課題には、会社として必ず考えて対処していく必要がある」
と話しておられ、無理のない勤務管理を設計されていました。

また、錦織運送で働く従業員一人ひとりが体調管理に気を配り、事故を起こさないように注意され、意識高く働いておられました。

　運送現場に帯同させていただく中で、ドライバーには荷物の積み方や固定方法、荷役作業の技術も必要であり、また、地理的な知識や交通法規、車両のメンテナンスも求められます。改めてこの職業は**集中力を要し、運転は自分や相手の命にかかわる仕事**であり、健康や安全を徹底されている意味を現場で実感することができました。

　普段、私たちは何気なくインターネットなどで商品を購入していますが、その商品が届くまでには、多くの方々の努力と苦労が詰まっていることに改めて気づかされました。

■ 運送業の仕事の厳しさ

　事前に行ったアンケート結果によれば、「腰痛」が最も多い健康課題として挙げられました。前職から腰痛を抱える従業員が多いということもわかりました。しかし、現在は錦織運送の働く環境が整っているため、かなり症状が改善されているとのことでした。それでも、腰が痛かった時の記憶は鮮明に覚えていると話されていたのが印象的でした。

　錦織運送に帯同している際、他社の運送会社のドライバー（50代男性）との出会いがありました。彼は笑いながら**「わが社はブラックです」**と話しており、深夜2時に福岡県北九州市を出発し、島根県出雲市まで350kmの道のりを配達にきているとのことでした。

　荷物を下した後は松江を周り、16時までにはまた北九州に戻らなければなら

ないと話されていました。「これが日常です」と厳しいスケジュールで仕事をしていると述べていました。「腰痛は常にあるよ」と笑顔で言われていました。

さらに、他社の同じ年代の男性職員が先日、会社の車をぶつけてしまい、ガラスやミラーを割ってしまったこともあったようです。激しく管理者から叱責されたとのことです。どんなに疲れていても**「事故は絶対にしてはいけないんだ」**と話しておられました。

このような運送業界での健康課題や労働条件の厳しさを目の当たりにしました。

改めて、過労からくる健康課題をそのままにしていると、運送業としては、絶対に起こしてはいけない事故につながってしまうということを知りました。

錦織専務取締役も、理由ははっきりとわからないが、注意力の問題が50代半ばから現れ始めると述べており、これまで事故を起こしたことのない従業員が、

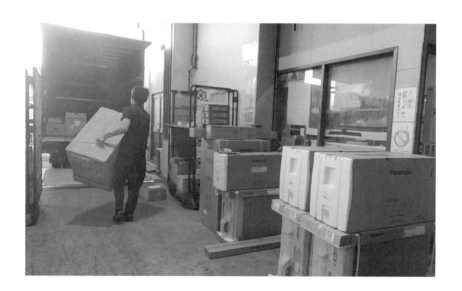

その年齢になると急に車をぶつけ出したり、事故を起こすことがあると話されました。

■ 運送業のフィジカル面、メンタル面の問題とは

運送業においては、荷物の積み下ろしや重い物の運搬、車両の操作などにより、長時間の運転や荷物の取り扱いによる身体への負荷が生じます。また、運転技術や荷物の適切な配置、ルートの計画など、車両操作や荷物管理に関するスキルと知識が求められます。

荷物の積み込みをする際には従業員から、「まさにテトリスですよ」と形容されるほど、車両への荷物の積み込みは細かな作業を要していることがわかりました。

無理のない勤務管理を心がけていても、長年にわたり車の運転に従事し、地面からの微細な振動にさらされることで筋肉が緊張し、身体への影響が現れることがあります。社員に対するフィジカルチェックの結果、8割以上の方が年齢平均よりも柔軟性が低下しており、また10年以上の運転経験のある方ほど、バランス機能が年齢平均よりも低下している傾向が見えてきました。

また、社員とのワークショップにおいて、「身体が固く無理に物を持ち上げてしまう」や「運搬中は全方位、絶えず注意しておかないといけない」などが意見としてあがってきました。

メンタル面では、安全運転に加えて時間厳守や信頼性の確保、丁寧な荷物の取り扱いが重要となってきます。また、他のドライバーや配送先の企業関係者との協力や配慮も求められます。さらに、ストレスや時間的なプレッシャーも

精神的な負担として存在している
こともあることがわかりました。

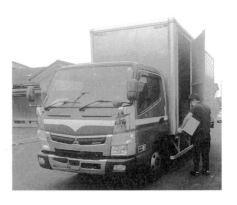

　これらの心身の負担は、道路網
や交通インフラの整備状況、天候
条件、荷物の種類などの環境要因
によっても左右されると考えられ
ます。

■ 運送業の職業病は根深い

　錦織専務取締役は「**全国の運送業の職業病の課題は根深いですよ**」と、基本
的に運送業は、外部の専門家が入ること自体を嫌う会社がほとんどなのではな
いかと言われていました。多くの企業は外部からのコンサルティングなどの干
渉を望まず、実情を隠しながら運営しているケースが多いのではないかとのこ
とでした。

　運送業は、気合や根性など精神的なタフさを重視する昔ながらの気質が残っ
ています。現場で他社の企業社員からのヒアリングなどからも強く感じること
ができます

　運送業界全体において、職業病の解消は時間を要する課題と考えられます。
この課題に向き合い、業界全体に良い影響をもたらすため、錦織運送をモデル
として取り組んでいきたいと考えています。

→ 錦織運送株式会社 業務執行取締役　**錦織 大輔** 氏

　私は、事業継承のために出雲のこの会社に入りました。初めて運送業にかかわったとき、なぜこんなにも不効率な業界なのだろうと感じましたが、過去の経験を生かして仕組みを整えることで、職員の健康状態や経営にも成果を上げることができました。異業種の視点が経営において非常に重要だと感じています。

　「健康」の専門家と連携する中で、職員を対象に心身のアンケートや現場見学を行い、データと照合しながら職業病の原因を導いたり、改善策を見つけるこの取り組みは非常に面白く、また大変勉強になっています。

　業界に長く身を置くと、業界特有の考え方が染みついてしまうことがあるかもしれませんが、外部の専門家による分析によって、運送業の職業病を明らかにしていく過程は新鮮であり、経営においても多くの利点を感じています。

　Canvasがかかわるようになってから、腰痛以外にも社内の変化が見られました。特に、腹囲が4cm減った職員の事例がありました。健康課題を見やすく可視化してくれる過程において、自身で気づける仕掛けを提供してくれていることが、職員の健康意識の変化の背後にある要因だと確信しています。

　身体測定を実施したときには職員同士で楽しく測定しあう姿が見られ、健康をテーマにしたコミュニケーションが増え、職場が活気づくことも素晴らしいなと感じています。

　健康意識の向上により、今後も一人ひとりの意識が変わり、仕事だけでなく、私生活にも良い変化がもたらされることを願っています。そして、今回の連携をきっかけとして、全国の運送業界で働く方々の幸福にもつながることを期待しています。

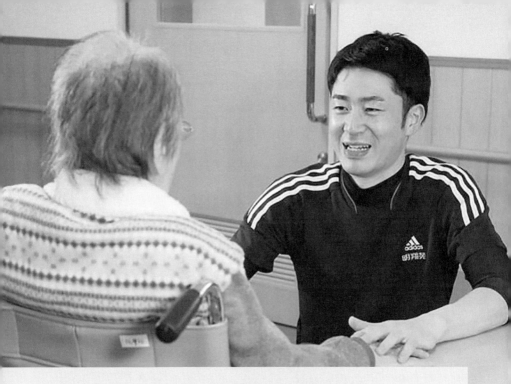

「自分ごと」として健康面に
視点を向ける

No.12 ── 介護事業

社会福祉法人豊心会

http://www.houshinkai-s.or.jp/

代表者名：武部 幸一郎
所在地：松江市西浜佐陀町1399-34（明翔苑）
　　　　松江市大輪町420-40
　　　　（くらしと地域を結ぶカラフル大輪町）
設立年：2001年12月21日
従業員数：80名

● 事業内容
・介護老人福祉施設
・短期入所生活介護
・介護予防短期入所生活介護
・配食サービス
・松江市食の自立支援事業受託
・通所介護
・日常生活支援総合事業　通所
　型サービスA（緩和型・従前型）
・居宅介護支援事業
・訪問看護事業
・介護予防訪問看護事業

■ 武部理事長との出会い

Canvasと提携している銀行からの紹介により、私たちは武部理事長とのご縁をいただきました。銀行担当者からは、武部理事長が「福祉業界のリーダー的存在」であり、先駆的な取り組みをされている方として紹介されました。

武部理事長は全国社会福祉法人経営青年会の役員などを務めたり、松江市とともに「ふくしたのしくなる日」を開催し、学生時代から介護の魅力に触れる機会を地域で創出されていたりと、地域の福祉介護業界の発展に寄与されている、島根県内や全国の福祉業界を牽引される方でした。

武部理事長と仕事でかかわる時間が増える中で、島根の福祉関係者や全国の社会福祉法人の方々とのつながりを広げてきました。武部理事長からは「**ともに力を合わせて一緒に発展していける存在でいましょう**」という心強いコメントをいただきながら、介護業界における健康経営の形をともに模索していっています。

実際には、豊心会の施設職員の腰痛課題を解決するための支援を依頼され、私たちはそのサービスを開始しました。衛生委員会に参加させてもらい、委員会運営の面や組織全体の衛生管理を、どのように進めていくかを委員会のマネジメントの役割でかかわらせていただいています。

■ 全国的な福祉現場の腰痛問題

介護業は利用者からの感謝の気持ちを直接聞く専門職でもあり、やりがいを得られる仕事です。しかし、その一方で利用者の身体介助や移動支援など、身体的な負担や重労働が多く、また精神的なストレスや感情的な負担も存在します。

介護職は職業倫理や特性から、どうしても「利用者ファースト」な考えが先行してしまいがちで、自身の健康がおざなりになりやすい傾向にあります。現在の福祉の健康課題もおそらく、福祉関係者の職業アイデンティティに起因しており、腰痛などの健康課題に対して「職業病だから仕方ない」と諦める傾向も見受けられます。

　寝たきり状態の方を抱き上げる介護や中腰での入浴介護など、様々な作業が腰に負担をかけます。腰痛は、職業病の中でも4日以上の休業を要するものが6割以上を占めています。特に保健衛生業（介護職を含む）では全体の30％を占め、増加傾向にあります。

　実際に豊心会のある施設でも、コロナ禍以降、年に1～2人が腰痛を理由に退職しているとのことで、腰痛自体が労災にも認められづらい項目でもあり、職員を守ることがなかなかできず、介護業界では根強い課題であると聞きました。

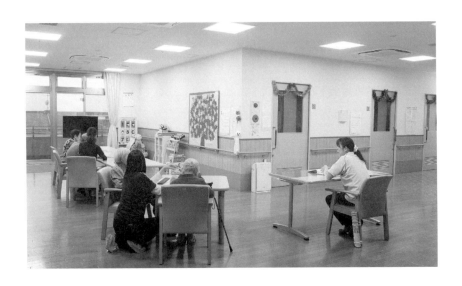

過去には腰痛予防のために、外部の専門家に利用者の移乗方法を指導しても
らい、職員の介護方法の統一を図った試みもあったようですが、職場で定着す
るまでには至らなかったようです。

　腰痛の問題を解決するためには、職業アイデンティティを尊重しつつも、職
員の健康にも目を向けながら、職員を腰痛から守っていく必要があると考えます。

■ 衛生委員会の運営におけるポイント

　衛生委員会のメンバーは、介護士、事務員、看護師、言語聴覚士など多職種
が含まれており、職場の衛生管理に取り組んでいます。しかし、多職種間の意
見のすれ違いや職種間のヒエラルキーが課題となっているところもあります。

　委員からは、「**意見は出すことはできるが、多職種の意見をまとめあげ、職
場を巻き込んだ実践が難しい**」という懸念や、「**健康に対する知識技術が劣る
事務職が意見するのは、どこかおこがましいと感じる時がある**」などの意見に
もあるように、運営自体が難しいという現場がありました。

　衛生管理は扱う範囲が広すぎることから、そもそも何をテーマにして職場全
体の衛生管理を進めていけばいいのか設定が難しいのです。普段の業務もあり
ながら委員会運営をすることは、非常に難しさがあると委員のみなさんの話を
聞いていて強く感じました。

　介護・医療従事者は個々のニーズに合わせたスキルや知識をもっていますが、
集団をマネジメントする視点については養成教育ではほとんど学ぶことがあり
ません。ましてや衛生委員会が扱う「健康」というテーマは目に見えづらいた
め、相互理解が難しい傾向にあります。

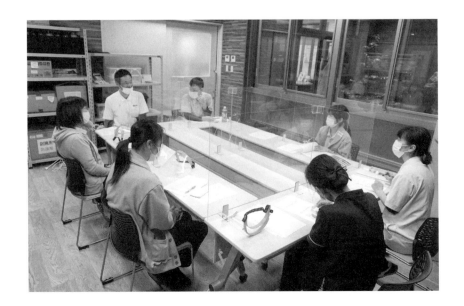

　そうした職場で効果的な援助関係を築くために重要なのは、「**プロセスコンサルテーション**」の視点だと私たちは考えています。これは、職員が共通の認識をもちながら解決策を検討する方法です。

　そこで、アンケートやヒアリングなどを通して**健康課題を見える化**し、腰痛を訴える職員の数が多いことや、他と比べて仕事のパフォーマンスを大きく下げるのが腰痛であるということを数値化し、相互理解ができるように導きます。

■ 職場を巻き込んだ腰痛予防対策

　委員会運営以外にも、決まったテーマである「腰痛」に対して、**職場全体が**「人ごと」としてではなく、「我がごと」として健康面に視点を向けるための工夫が必要と考えています。

　アンケートを通じて、職員が腰痛の原因として感じている要素を言語化して

もらいました。その結果、介助に関連した要素が多くあがり、「抱えての移乗時」「移乗、体位変換、排泄介助、車椅子やベッドへの移乗前、利用者の上体を浮かせてズボンをつかむ時の負担」といった、移乗に伴う身体への負荷が主な声として浮かび上がりました。また、「体格差のある人の移動時にベッドの高さを調整せずに、無理に移動したことで腰に負担がかかった」という意見もありました。

　これらの声から、「**移乗に関連した身体への負荷**」が問題として浮かび上がりました。解決策についても職場のみなさんから聴取し、ともに解決策を模索するスタイルをとっています。

　職場のみなさんからは「移乗に関する方法の統一化」が多く提案されました。負担の少ない移乗動作を日常の介護に組み込むためには、利用者と介護者の心身の状態を評価し、それぞれの状態を把握した上で柔軟なアプローチが必要です。

　最初に、目標達成に向けて、介護者の健康状態を正確に把握するためにフィジカルチェック（身体測定）を実施しています。

　以前の介護方法の統一化の失敗について、その理由をきちんと振り返っていきました。

　委員会内での見解としては、利用者のケアには個々の体格や自身の体調を考慮する必要があり、一つの方法がすべての介護者に適用できるわけではないということでした。

　また、利用者の状態は日々変化するため、そのつど適切な判断と対応を行うためには経験と洞察力が重要です。

さらに、介護職の勤務環境は非常に忙しく、次々に利用者のケアが必要になることがあります。急いで利用者の移乗を行わなければならない場面もあり、自身の腰に配慮したケアが難しいこともあります。

　実際に、介護職の中からも「わかっていても実践できない」という声がよく聞かれます。これでは習得までに時間がかかり、未熟な若手職員が腰痛に悩まされる現状に対処することが難しいです。

　これらの課題についても、思考過程やプロセスすべてを職場全体にも共有しながら進めていき、方向性を一緒に決めていくというスタイルが介護業界における健康経営にとても重要であると考えます。外部の専門家だからこそできるかかわり方で、介護業界における健康経営の形をともに創り上げています。

→ **社会福祉法人豊心会 理事長　武部 幸一郎 氏**

全国的にも介護人材の希少性と現在の職員の高齢化という課題が重なり、日々の生活の充実やケアの提供においても困難を抱えていることが明らかになってきました。このため、弊社でも職員の健康を組織全体で支援し、持続的な発展を実現することが経営において非常に重要な要素であると認識しています。

しかし、以前までの衛生委員会では、課題について話し合うことはできても、具体的な解決までに至ることが難しく、どのように多職種を巻き込んで解決していくかが見えてきませんでした。

マネジメント経験のある外部の専門家が参加することで、健康という目に見えない課題が数値化され、課題が見える化されることによって、取り組むべきテーマがはっきりしてきました。

さらにその先の進み方、まさにレールを敷いてくださったことで、解決のプロセスまでも示してもらえたことによって、ようやくレールの上に乗った汽車が動き出したという感覚を抱いています。

ここからは当法人に多職種がいることの強みを生かして、チームとして動き出す上で、組織のポテンシャルが発揮されていく段階だと思います。

持続的な組織運営に向けて、健康づくりへの組織文化や風土を整えていくことが必要です。健康経営を組織全体で行い、外部からの賞賛である「健康経営優良法人」の取得を目指し、職員の努力を形にして、その内部の活躍を外部にも発信することで、介護を志す優秀な人材の取得やよりよい育成に取り組んでいきます。

これらの課題の解決は単年度で達成できることではなく、長期スパンでの取り組みが必要です。組織の成長にとって健康経営は重要な要素であり、介護業界において持続的な発展を遂げるために求められる形と感じます。今後もCanvasに求める期待はとても大きいです。

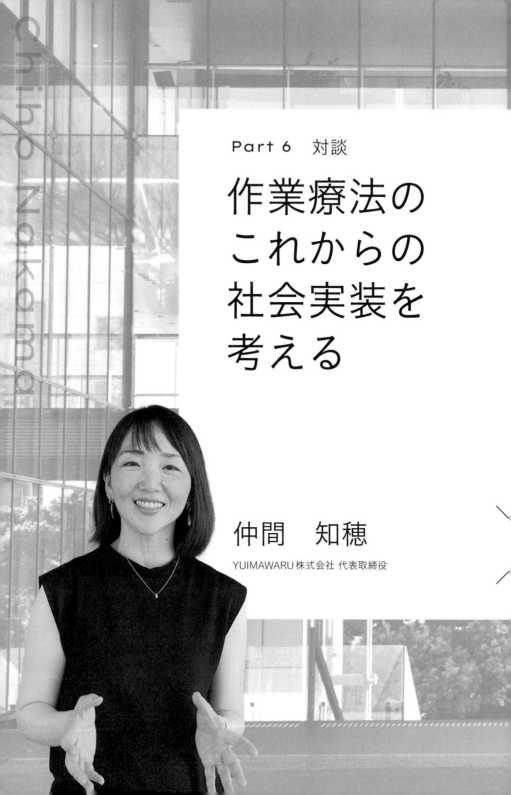

Chiho Nakama

Part 6 　対談

作業療法の
これからの
社会実装を
考える

仲間　知穂

YUIMAWARU 株式会社 代表取締役

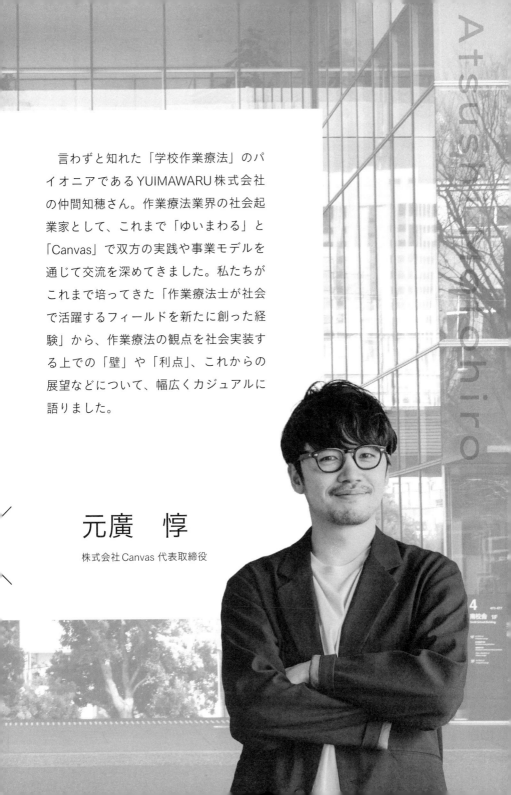

言わずと知れた「学校作業療法」のパイオニアである YUIMAWARU 株式会社の仲間知穂さん。作業療法業界の社会起業家として、これまで「ゆいまわる」と「Canvas」で双方の実践や事業モデルを通じて交流を深めてきました。私たちがこれまで培ってきた「作業療法士が社会で活躍するフィールドを新たに創った経験」から、作業療法の観点を社会実装する上での「壁」や「利点」、これからの展望などについて、幅広くカジュアルに語りました。

元廣　惇

株式会社 Canvas 代表取締役

作業療法士が一般社会で
仕事をする上での「壁」とは

元廣 お互いに作業療法士でありながら、医療保険や介護保険での事業でない「新たな仕事を市場に創った」という点で一致する部分があり、今回対談を組ませていただきました。

最近は医療・介護保険領域で働いている作業療法士で「社会で活動したい」「起業したい」といった思いがある方もずいぶんと増えてきて、様々な取り組みを目にすることが増えてきました。

そういった保険領域に出たいというふうに私はご相談をいただくことが結構多いんですけど、病院や施設で働いている作業療法士が一般社会で仕事をする上での「壁」って、どこにあると思いますか?

仲間 医療とか福祉は診療報酬などで「これをすればお金払います」という基準が決まっているのは大きいですよね。そういった意味で基本的には、それに「対応できる技術」を

追求することが求められます。

しかし、医療や福祉の範囲外になると「現場に必要な技術を提供してください」となるので、基本的に技術を相手のニーズに合わせてカスタマイズしないといけない状況になると思います。そうなってくると継続する難しさが出てくるような気がしています。

作業療法士のもっている技術は、とてもユーティリティ性が高くて、使い勝手がいいので、かかわった当初は重宝されるだろうとは思います。

けれど、現場に沿った価値の発揮ができていないと、だんだん「何でも屋」になっていく。スタートはできるけど継続できなくなるのはそこかなと思います。

元廣 私も今、会社で「スタディツアー」という形で何か新しいことを始めたい方々にかかわっているんですけど、やはり仲間さんが言われたような、「相手に合わせて自分たちのもっているものをカスタマイズする」っていうのが医療系の感覚からすると結構、難しいんだなと思って

いますね。

まずは「最初に相手のニーズを踏み込んでちゃんと受け止める」というか、「現場はどんなことを必要としているのか」というところに深く入っていくというのがすべてのスタートなんですよね。

仲間　そうですね。「現場の真のニーズ」です。

よくありがちなパターンとして「あ、作業療法士さんだ。じゃあ専門家だから、これを相談しよう」と相手がなってしまう形です。このニーズは「作業療法士という専門家だからと、相手が取り揃えてくれたニーズ」です。

本当ならば、それをきっかけにしてどんどん深掘りして、「真のニーズ」にたどり着くのですが、時に作業療法士が「相手が取り揃えてくれたニーズを真のニーズとして受け取ってしまう」ことがあります。

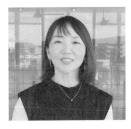

仲間知穂
Nakama Chiho

2009年「届けたい教育をみんなに」を目標に、届けたい教育の実現に向けて学校と家庭がチームアプローチできることをサポートするボランティア活動を開始。2016年作業療法士による学校訪問支援専門の事業所「こども相談支援センターゆいまわる」を開設。本格的に学校作業療法を開始する。2018年琉球大学と協働し沖縄産学官協働人財育成円卓会議として、インクルーシブ教育推進人材の育成分野ワーキンググループに参加。2020年8月福祉型児童発達支援センター「こどもセンターゆいまわる」を開設し、福祉以外に市町村の委託での学校作業療法（まちOT）を開始する。3児の母。

主な著書に『学校に作業療法を──「届けたい教育」でつなぐ学校・家庭・地域』クリエイツかもがわ、2019年

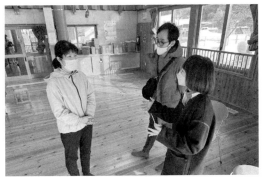

愛耕福祉会（島根）で保育士、看護師の現場ニーズを聞く仲間さん

病院の中でずっと「求められること＝ニーズ」のキャッチボールをしてきたから、「これがニーズだと」受け取ってしまうことがあります。

しかし、これは「クライアントがあなたのために取り揃えてくれた、あなたを配慮してくれたニーズ」なんです。**ここから真のニーズを見つけなくてはいけない。**

「壁」というところでは、「表面上のニーズを受け取ってしまう」ことが一つ目の理由。二つ目の理由に、「クライアントと一緒に真のニーズを探求する旅に出るやり方を知らないこと」かなと思います。

元廣 なるほど、わかりやすいですね。

一つ目の理由は、安易に相手が用意してくれたニーズに飛び込まないことですね。専門家として我慢が必要なプロセスだと思います。そして二つ目は言い換えると「飛び込むこと」とも言えますよね。では「クライアントとの旅に飛び込める人」ってどんな人だと思われますか？

仲間 「作業に焦点を当てる」こと

をしっかりと追及していた場合、自然と旅に飛び込むことができると思います。

作業療法をよく知っていたら、作業療法士がかかわる領域がわかります。だから、現場でのたくさんの情報の中で「私たちは、ここでかかわります」という分別がつくんですよ。

ここの「見極め」は重要です。うちのゆいまわるの新入職員たちも、入職して大体、1年間はこの分別がつかず作業療法をやっています。1年過ぎて作業療法の領域がわかると、さらにその先に、ゴールと考えていたさらに先の世界があることを知ることもできます。

そこから、「さあ旅立とう！」って旅立ちますよね。

元廣 それは、産業の現場でも嫌ってぐらいに感じているところで、会社とかかわっていると経営の細かい話とか、従業員の労務管理とか、財務とか、法務とか、そういったことも全部見えてくるんですよ。

でも、私たちが焦点を当てるべきは、「**従業員や管理者、経営者それ**

それの作業」だと思っていて、経営者の作業は経営ですし、従業員を大切にして経営をしていきたい、という経営者の作業がありますし、管理者はうまく上と下とをつなげて、現場をうまく回しながら管理をしないといけないっていう作業があるんです。

　事業を始めて、「作業に焦点を当てる」ってことをすると、私たちが何をすべきかちゃんと区分できることに気がつきました。幅広い領域がゆえにかかわりの範囲に際限がないように見えるからこそ、その分別は結構大事だなって感じますね。

仲間　本当ですね。それができる人が、組織の中に必要ですね。

元廣　はい、ぐちゃぐちゃになっちゃいますよね（笑）。
　働く現場の情報量やニーズ、背景となる情報って本当にいっぱいある中で、「作業」っていう言葉は一本筋を通してくれるんですよね。私たちも実践を重ねる中で、徐々に変化

が起こってきたなと思っています。

仲間　最近よくお話しするんですが、地域に出て何か新しいことをやって継続できる人は、あくまでも「今の環境で、100％を超えてやれた人」です。
　「今の職場は上司が僕を理解してくれなくて」って言ってしまう方は地域でも理解されることは難しいと思います。

元廣　現状をよりよく変えよう、目の前のクライアントに向き合おうとトライしたり、パワーを発揮することですね。やるべきことはちゃんとやって、100％以上を発揮しているっていうことが次につながるわけですよね。
　今のご時世、必ずしも同じ場所でやり続けるだけが大事ではないとは思いますが、業界で活躍されている方にはそういった傾向があるような印象をもっています。

今までの職業経験は
どのように役に立ったのか

元廣 私たち2人の共通点として、臨床をしてから教員をして、会社創業、経営という領域をまたがった「キャリアチェンジを積極的にしてきた」ことがあると思うんです。キャリアを経る中で、過去の経験がどう活きたのかということをお話しできたらと思いますが、いかがでしょうか？

仲間 確かにこれまでの職業経験はすごく役立っていますよね。

　私も昔、病院の中では自分のアイデンティティにさまよい、「高次脳機能障害と言えば、OTだ」と言われたくて、高次脳機能障害を学んでみたりとか。「手を治すのは、うまい」と言われたくて、肩など勉強していて。

　じゃあ「その機能中心の学習が地域で役立たないですか？」と言われたらとんでもない！

　その知識は地域であらゆるニーズ

が降ってきた時に、とりあえず全部キャッチできないといけないので役に立ちます。やっていてよかったなと思います。

元廣 私も近い経験があるのでとっても共感できますね。

　ちなみに教育機関ではどうでした？教育機関の経験って、私はものすごく活きていて。

仲間 私はやっぱり「相手に伝える」というところが教育機関で修行されたかなと思いますね。

　地域に出ると「なんで私の言っていることわからないの？」って言っている場合じゃないですもんね。長い授業時間に、飽きずに理解してもらうためには、本当に、どう伝えればいいのか考える必要がありますね。

元廣 様々な場所での仲間さんの講演や、この間、私がお邪魔したゆいまわるのオフィスで聞いていて、気持ちを強くもっていかれる感じがあるのは元々の素質なのか、教育機関で培われたスキルなのかっていうの

が、この機会に聞いてみたいなと思っていました。

仲間 これは完全に磨いたスキルですよ（笑）。

元々の私の講演を知っている人たちは「本当に最初はひどかったよね～」と思っているはずです。字だらけのスライドを背中に、字をそのまま読むみたいなことだったので。

元廣 仲間さんのお話はテクニカルな部分もあると思うんですけど、あふれる想いというか、熱を感じるんですよね。理路整然としていて綺麗

だなと思う人はいるけども、圧倒されるというか、熱をグワッて感じるんです。そういう方って少ないんですよね。

仲間 私が学校作業療法をボランティアで始めた頃に、一番最初に地域の教育委員会が管轄している、夏の勉強会の場でさせてもらった研修会では、参加者の3分の2の人が寝てたかな？

元廣 えっ？ それ本当ですか??（笑）

仲間 本当にね、なんか話している

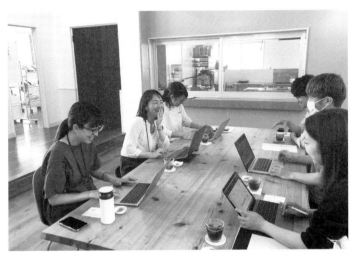

ゆいまわる（沖縄）のスタッフミーティングに参加する元廣

途中で泣きそうになって（笑）。

「本当にみんな興味ないんだな」と思いながら、半泣きになりそうになって、やっと45分間とかしゃべり終わった後、休憩時間に入ったんですよ。

その時に聴講者の方に「私たちの聞きたいことと、あなたが話していることは違うのよ」と言われたんです。「私たちは、明日使える能力がほしいのよ」って言われて、ハッとしたんですよね。

「そもそも聞く側のニーズを聞いてない」と思って。

元廣 仲間さんでも、そんな時期を経験されているんですね。私も教育機関でそういったプレゼンなど相手に伝えるというところは磨かれましたね。

職業経験上、幸運だったのが、学生だけじゃなくて、産官学金プロジェクトのマネージャーを複数していて、様々な属性の方々にプレゼンするんですよね。

その時は本当に苦しかったんですが、その経験が今、会社を地域共創でやれている源泉になっていると感じるんですよね。

もしその経験がなかったら、Canvasの事業の成果は本当に小さいものになっていたと思うんです。そういったところでも教育機関にいたメリットってあったなと思っていて、一見、遠回りなようなことでもやってみるって大切だなと思います。

そうそう。経験というところでは最近よく新卒や1〜2年目の方が、「起業したい」とおっしゃることも多いんですよ。

仲間 えー！ そうなんですか？

元廣 国全体もベンチャーやスタートアップに力を入れ始めていて、そういった流れも受けてますので、これからは多くの作業療法士で「起業、一般企業、ベンチャー企業」など、そういった場所が働く選択肢にどんどんなっていきそうだなと思うんです。

仲間 卒業して、すぐ起業かぁ。

元廣 私はどちらかというと若い方

の起業は肯定している立場なんです。失敗がたくさんできるので。ただ、少なくとも臨床現場を経験せずに、作業療法の観念や実践とリンクした起業は結構難しいですよね。

仲間 起業といっても、すぐに撤退できるような「やけどしない範囲」でやるのは全然いいかなと思うんですけど。

元廣 まあ、やけどという点では、私たちは両方ともやけどを前提とした事業ですよね（笑）。

　最近お話を聞いていると、いろいろな動機で起業される方がいると思いますね。

仲間 「人と違うことがしたい」とか、「みんなと一緒は嫌だ」とかも動機としてあるんですか？

元廣 そうなんですよ。キャリアコンサルティングなどでかかわったりすると、どういった経過で起業を考えているかが見えてくるわけですが、「ああ、この人うまくいくな」って方は、必ず「他の方が共感できる何らかの原体験」があるような気がしています。

　自分の物語に根づいたチャレンジの動機っていうのがすごく大事で、仲間さんがすごく素敵だなと思うのは、仲間さんの物語の中に腑落ち感や共感があることも一因だと思います。

仲間 起業はあくまでも手段ですからね。「その手段しかないのか？」というのはみんな考えてみたほうがいいと思いますね。

　起業した後のほうがものすごくいろんな人に頭下げるし、とっても社会性を求められるから、「会社の集団に馴染めないので起業します」というのは、本当によくないなと思います。

元廣 「キラキラしてると思って起業したいです」と言われることもありますが、起業って最高に泥臭いですよね。それをこの本でもPart 1でお伝えしていますが、私も職業経験で泥水を浴びるほど飲んで生きてましたので。

　やはり「タフさ」が大事だなと思っ

てますよね。

　私が重要視しているのは**賢かった**
り、綺麗に物事ができたりというよ
りは「レジリエンス」ですね。

　潰れても起き上がってくる力。外
圧とかストレスに強いかどうかとい
うところが結構、成否を分けるのか
なという感じはすごくしますね。

仲間　それはわかります。私は、会
社を始めてからよく笑うようになり
ました。

　世の中のことがいろいろと面白い
と思うんですよね。起業してからす
ごい経験をさせてもらった分、世の
中の「困った」に動じなくなりました。

　だから、そういったところではし
ぶとくなったなと思います。

社会実装の上で
作業療法の「有利な点」とは

元廣　次のテーマにいってみたいん
ですが、社会に出していく上で私は、
「作業療法」ってすごく有利な概念
だと思ってるんですよね。仲間さん
から考えて**「作業療法という学問は**
社会とつながる上でどんな有利な点」
があると思いますか？

仲間　そもそも「人が社会につなが
るため」に作業が存在しているので、
社会に飛び込んでいくのにとても合っ
ている技術ですよね。

　ついこの間、沖縄県南風原町の教
育長と対談したんですよ。「教育長
から見て作業療法ってどう思います
か？」と聞いてみると**「作業療法士っ**
て、見えないものを見せてくれます
よね」という話になったんですよね。

　教育機関が「点数取れますか」「登
校率どうですか」とか目に見えるも
ので、子どもたちの教育を見ている
この時代に、「作業療法士が見えな
い教育の見える化をし始めた」とい
う言葉を渡してくださったんです。

　校長先生いわく、点数を何点取っ
ているか、ということよりも学習に
価値をもてるか。自分ごとにできる
とか、そういうところに子どもの成
長を見出すという「目に見えない教
育が社会につながる教育だったと今
思う」とおっしゃったんですね。そ

の上で「社会につながる教育を実現するのが作業療法だ」とお話しいただけたんです。

元廣　いやぁ「目に見えない価値」かぁ、それって本質ですよね。教育長さんは、作業療法に対する深い造詣がおありなんですね。素晴らしいです。

　この本でも様々紹介していますが、普段お話ししている顧客企業とか行政など、いろんな人と話す中でも、それに近いキーワードが出てきているんですよね。

　目に見えない会社の経営者や従業員のつながり、一緒に仕事をする意味みたいなことを考え直せたか、それぞれがどんな価値をもっているかとか、「意味」「価値」というような主観的で目に見えないものが、私たちの事業の一つのアウトカムになっている。

　そういった目に見えないものって作業療法のコアの部分とすごく親和性が高いんじゃないかなと思っているんです。それを、顧客企業の方々が感じて口にしてくださるというのは、「あぁ、やっていてよかったな」と思うんですよね。

仲間　「意味を問う」本当にそう思うんですよね。

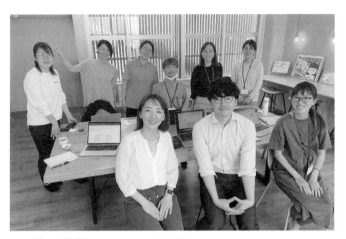

ゆいまわる（沖縄）のスタッフのみなさんと

教育長が言っていたのも「学校に行く意味は何かを作業療法士に問われた」と言っておられましたね。作業療法士が入って「学校だから通うのだ」と思っていた教育業界が「何のために通うのか」と。意味をもう一度見直す。

産業の領域ですと「何のために、この会社であなたが働くのか」みたいなところでしょうね、きっと。

元廣 私たちのサービスが「仕事という作業の意味」や「経営という作業の意味」を問い直す機会になっているような気がしてて。

経営者や従業員から「なんのために働いているんだ」「何のためにこの会社を経営しているんだ」というところを深掘りしていくと、「働いている人たちや社会を幸せにしたいからやっているんだ」という共通した想いが出てくるんですよね。

これは経営者や従業員の「作業の接続点」を導き出す中で新たに「会社の中で共有できる作業が生まれる」のかなと感じています。そうすると働くことへの意味や価値の置き方が

変わると思うんですよね。

「お金を稼ぐために会社がある」とか、「人が辞めないために会社がある」とかというふうに、数字とかで規定してしまって、本来それって手段であるはずなのに、いつしか目的にすり替わってしまっているところに「意味とか価値というところに触れることで、ちゃんと目的を見つめ直せる」のが作業療法の強さの一つなんじゃないかなとすごく感じるんですね。

仲間 その通りだと思います。何のために学校に通うのか、何のために私たちは授業で勉強を提供しているのかという、形の裏側にある意味というのを問い直す仕事なんですよね。

元廣 私が普段考えていることですが、作業療法士って、『具体と抽象』の行き来がうまいなと思っているんです。

なので、先ほど抽象で、その人に「意味」とか「価値」っていう側面に、まず入って、それを問うことで、そこに気づきを与えて、一緒に伴走する。何か具体的にアクションしない

　　　　　　　　　　　仲間知穂×元廣惇「対談」

といけないってなった時に、切り替えて作業の視点で入っていけるって感じですね。

私としてはよく「具体と抽象」っていう言語を使って、よく作業療法の強みっていうのを、他にも説明していることがあるな、って今、聞いていてすごく思います。

仲間 そうですね。人の価値や思いっていうのは抽象的だけど、具体的にしてかなえて、また抽象に戻していくんですよね。

学校現場で、ある子が竹馬ができた時に「そういえば先生、この子が竹馬できた瞬間に、竹馬を教えていた子どもたちが近寄ってきましたよね」「あれは先生がおしゃっていた教育の一つですね」ってお伝えした時に、「そう、教え合うとか、助け合うっていうのが、私の届けたい教育の形だったんだ！」って。

だから、こうやって竹馬をやっている子に他の子が教えに来たシーンでも「本来、先生の真のニーズがここでリンクしていますよ」って伝えていくっていう、このやりとりが作業療法士はほんとに上手なんだろうなと思います。

元廣 わかりやすい例ですね。

仲間さんの学校作業療法に私も沖縄で現場に一緒に行かせていただきました。さらに今までのお話もいろいろ聞く中で、やっぱり「共創のサービス」だなってすごく感じるんですよね。

お話を最初に聞いた時、ビビビッてきたのは、たぶん一方通行で何かを伝えるとか、やらせるじゃなくて、「一緒に創る」っていうところをサービスの主軸にしていらっしゃるんだなっていうのを強く感じたので。

そのクライアントとの共創のプロセスって極めて作業療法的じゃないですか。そういう立場がとれる医療従事者って少ない気がしていて。

仲間 そもそも取り扱っているのは、クライアントの作業ですからね。

「こっちが回すことは絶対できない」ですし。

こうやって二人三脚しながら、クライアントの作業を一緒に走ってい

て、「**クライアントが私たちを抜か
していきます**」からね。自分の作業
だから。抜かしていって置いていか
れて、気づいたら忘れて…みたいな
感じですよね。

元廣　医療職って意識していてもよ
くパターナリズムになっちゃうんです
よね。クライアントに共感がなかった
りすると置き去りになっちゃって、医
療者だけが先に走っちゃうんですよ。

仲間　「**作業のプロフェッショナル
はクライアント**」ですからね。

作業療法士がこれから
一般社会で活躍するためには

元廣　ここまで作業療法の良さにつ
いて様々なお話をしてきましたが、
やっぱり社会とつながる上では、と
てもプラスに活きるってところが、
一致した考え方なのかなと思うんで
す。
　作業療法士がこれから一般社会で、
どんどん活躍できるフィールドを増

やすために、何をするべきだと思い
ますか？

仲間　今、「**作業が希薄になる世の
中**」じゃないですか。人のつながり
もリモートやゲームの世界で楽しん
でいて。作業が希薄になれば、当然、
人が不健康になるから。不健康多発
でしょうねって思うし、それに気づ
いていないですよね、みなさん。
　今、小学校、中学校の依頼の大半
を分析すると、「アイデンティティ
がつくれていない」んです。クラス
の中の自分が、どういう存在かを見
失っていて、思いっきりいたずらし
てみたり、思いっきり泣きわめいて
みたり、先生の前で思いっきり甘え
てみたり、罵声を発してみたりって。
先生たちから見ると、問題児として
映ってしまう。でも、子どもたちは
アイデンティティがつくれていない
だけなんです。
　なぜ、つくれていないのか。この
子たちは2年半から3年間、コロナ
の影響で家で缶詰でしたから、学校
でこのような現象が起こっています。
これから就職しても働き続けられな

い人とか、あちこちで出てくるのではないかと心配しています。

元廣 なるほど、産業の領域でも、コロナ禍から社員同士のやりとりがないんですよ。「何かをし合うとか、つながる」みたいなことがすごく希薄になっていて、システムで管理するってことも非常に増えているので、従業員の顔がそれぞれわからなかったり、普段の何気ないコミュニケーションが失われていたりするんですよね。

　これから「作業が希薄になる」ってワードが一番最初にあったんですけど、まさにそうだなと感じます。私たちの領域でも、ものすごく感じるところがありますね。

仲間 作業が希薄になって、明らかに世の中が不健康になっていった時に、作業療法の視点で貢献できるとしたら、リワークや学校、あとは大学の学生のサポートとか、そういう可能性があると思いますね。

　専門家として入っていくなら、公園をどうつくれば、この作業が希薄

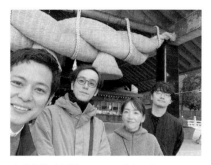

出雲大社（島根）でのゆいまわると
Canvas スタッフ

な地域をどうできるのかとか、地域の夏祭りをどうしたら作業を取り戻せるのかなど、そういう「まちづくりコンサル」にも作業療法は必要になるかなって感じています。

元廣 私はとりあえず、**ありとあらゆる分野に作業療法の観念だけでもいいので出してみたらいいんじゃないか**って思っていて。きっとなんか起こるんじゃないかな。公園づくりもそうだし、まちづくりコンサルもそうですし。

　産業の現場も実際に出てみて、「あ、こんなに作業療法の感覚が活きるんだ」っていうのを、ひしひしと感じているので、試しにいろんな方が、"えいやっ"で片足だけでもちょっと出

してみたらって思うんですよね。

仲間　これから作業機能障害で不健康になった世の中で、一般的にはそんなふうに見えていないけど、「作業ができていないからだ」という場面は多いと思います。そこに備えて準備するのは大切かなって思います。

　だから結局、最初に話したことになりますけど、そのために今いる場所で100％を超えて頑張って準備をしておくことですよね。

元廣　そうですよね。そこに回帰するっていうことですよね。

　それぞれが今いる場所で、しっかり100％を出しておいて、来たるべき大波が来た時に、自分たちなりの培った何かを社会に出していく、っていうところなんですかね。

仲間　そう思いますね。作業療法士はもうちょっと地域に出てきてほしいと思うし、今いるところで本当に100％を超えて頑張って準備しておいてほしいと思っています。

元廣　若い方のキャリア感の変化もあると思いますが、我々の世代で起こった「グッと踏み込んで入り込む」っていう価値観がより希薄な業界にもなっていくのかなということを感じているんです。

仲間　やっぱり石の上にも三年って思います。

　1年ぐらいで、次行こうっていうのはもったいない気がするんですよね。踏み込むというところでは働き方改革もあって、仕事勤務時間外の時間の勉強をともにする文化はあまりなくなりましたよね。

元廣　あー、それは確かに。私が臨床にいた頃は、毎日業務後は21時や22時まで勉強していましたね。

仲間　今の人たちは、こういった環境をどう思っているのでしょうか。昔を経験した私からすれば、大変だったけれど、強制的にでも学ばせてもらえたことはありがたい。今、この年になっても勉強好きなので、本当学ぶことって楽しいって思う。

仲間知穂×元廣惇「対談」

だけど、若い頃って、職場で先輩が目離したら、やっぱり帰りたかった（笑）。

元廣　わかります（笑）。

仲間　隙があれば、やっぱり早く帰って映画観たいなあとかって、若い頃思っていたし。でも、あの時に、先輩たちが。ちゃんとやるまで帰してくれなかった。そういう時代で、本当にありがたかったと思うんですね。

元廣　そうですね、今となってはですよね。

　でも、学んだり、自分を成長させる場っていうのに、飢えている若い人も増えている感覚もあるんですよね。

仲間　そうなんですか。

元廣　「一般社会で活躍するためには」の問いの中に、そういった想いをもった方の「母数が増える」必要があるなって思っていて。

　どういうきっかけがあれば「よし、自分でやってみよう！」と思う人が増えるんだろうなと。

仲間　本当にねえ、シンプルだけど「勉強」かな。

　でも、あまりリモートばっかりはよくないと思います。

元廣　リモートワークの功罪は確かに感じますね。

仲間　やっぱり、リモートだけだと勉強した気にはなりますよね。

　リモートは入り口で、そこから、実際に足を運ぶことが大事ですよね。

元廣　「ロールモデル」が職場にいて、職場の先輩に憧れて、引っ張られるっていうところもあると思うんですけど、働き方改革の関係もあって「ロールモデル不在」だなとちょっと思うんですよ。実際に素晴らしい方は同じ職場にいるけど、生き様に触れるまで深い関係になれない。

　その点、日本中のロールモデルに触れやすくなったのはオンラインの大きなメリットの一つだと思います。たぶん、仲間さんに勇気づけられて

頑張ろうと思っている方って、日本にものすごい数いると思うんです。

仲間　いますかね。そうあってほしいけど。

元廣　ちゃんと適切に世に情報を出すとか、そういう人に会えるとか。「今だからこそ直接会う」っていうことが私は大事だと思っていて。

仲間　大切だと思います、本当に。
　そういう意味ではリモートで学べちゃうからこそ、会わずして学べてしまう選択肢があるがゆえに会いに行けないじゃないですか。
　もう会いに行くしかない！ってなったら、会いに行きますよね。

元廣　そうそう、私たちは「会いに行くしかなかった世代」ですよね（笑）。

仲間　なぜ、現場で対面で参加するかって言ったら、「その人の魂をちょっと分けてもらう」からですよね。

元廣　素敵なお言葉ですね。

仲間　この人すごいと思ったら、その人の真似をしてやってみるとか。

元廣　たぶん、それを若い頃からやっていた人ですよね、仲間さんも、私も。

仲間　うん、本当に興奮しますもんね。勉強会の後、ワー！　みたいな（笑）。
　ああいうの、リモート終わった後にないですもんね。

元廣　そうそう。私たちもそれって大事だと思っているんですよね。
　Canvasのスタディツアー、合宿形式なんですけど本当にやってみてよかったなと感じます。

仲間　発信内容見ました。

元廣　毎回、こちらの学びもすごいんですけど、覚醒する方がすごく多くて。
　今、15回やったのかな。やっぱり直接会って、直接ご飯食べて、直接一緒に寝て。何かそういう、オンラインとかリモートが増えた現代だか

らこそ、そういったリアルの価値が
より意味を増しましたよね。

仲間　本当に直接の世界でしっかり
と、会って仲間をつくるって感じで
すかね。

元廣　そうなんですよ。業界の中で
は、お互いに変わった存在であると
は思うので。

　どんどんそういった飛び込む人の
後押しができたらなと思っていますね。

　最後に、「作業療法士はこれから
一般社会で活躍するためには」、こ
れを一言でいうと何が必要だと思い
ますか。

仲間　やっぱり「作業療法士として
のアイデンティティ、作業療法らし
さ」そこをしっかりと磨くことかな
と思います。

　世の中に専門家は溢れていますか
らね。その中で「作業療法士はきち
んと作業療法をする」のが世の中に
出る一番の近道かなと思いますね。

元廣　やっぱりこれからの業界で作
業療法を社会に出していくためにも、
一人ひとりがしっかりと作業療法を
するってことですね。「作業療法の哲
学や技術をちゃんともって出ていく」
という方が増えてくれたら、社会や
業界はより明るくなりそうですね。

　まだまだですが私たちもしっかり
と歩を進めていきたいと思います。

　この、今までの一般書や医学関連書にない不思議なタイトルに「これは一体、何が書かれているんだろう？」と気になって、本書を手にとっていただいた方もいらっしゃるのではないでしょうか。

　実はこのタイトルは私たちが創業してまもない頃に「もし、自分たちが本を出すようになったら、こんなタイトルをつけよう！」と冗談まじりに2人で話していたものです。まさか、創業2年半でこうして書籍を出版することが実現するとは夢にも思っていませんでした。

　会社を創業したとき、私は34歳であり地域の教育機関の学科長でもあったことから、世間から見ると立派な中堅、ベテランであり、ゼロから何か新しいことを始めるような年齢だとは認知されていなかったと思います。周りからも「あいつは一体、何を考えているんだ」と思われていたに違いありません。

　起業自体も思い返すと実に無謀なものでした。全国的にも成功事例を聞いたことのない事業のスタイルであり、社会からの理解を得るのに非常に苦しみました。起業当初は資金もあまりなく、中山間地域の民家の2階をご厚意によりわずかな家

賃で間借りさせていただき、事業を形にするために必死に何週間もオフィスに泊まり込みで作業をしていました。

　ただ、その時期は真っ直ぐに事業や顧客に意識が向いており、周りの様々な言葉や目線が雑音にしか感じず、今までの人生で最も充実している時間でもありました。振り返って考えると、初めて「ありたい姿の実現」に向けて歩んでいたのかもしれません。

　私たちは創業から2年半、目の前の社会課題をなんとかしたい一心で、あらゆる困難な状況にめげることなく進んできました。そうして、その姿勢や想いが伝わったためか、多くの仲間や支援者が様々な形で、私たちの「これまで」と「これから」をまるで自分ごとのように支えてくれているのです。

　私たちのこの物語のゴールはまだまだ先になると思いますが、これからもたくさんの人と「ともに」それぞれにとっての幸せな未来に向かってチャレンジを続けていきたい。執筆や対談を通じて、振り返りを行う中で本当に人や環境に恵まれていると実感し、改めて私たちや会社のあり方を見直すことのできる時間でした。

　この本を通じて「あなた」に伝えたいメッセージ、それは「誰もがいつからでもチャレンジすることができる」こと、そして「本気のチャレンジには必ず共創者が現れる」ということです。

　私たちの場合は「起業」することがチャレンジの手段でしたが、きっと自らが価値を感じるチャレンジのあり方は、人によって異なると思います。

　例えば、組織の中で成果を上げること、大学院などで学び直すこと、自分の

子どもの部活動の応援をすること、新しい環境で生活することなど、人それぞれでしょう。

　本書をご覧いただいた「あなた」は、私たちの歩みをみて、どのように感じられましたか？

　「あなた」がこれから生きていく上で様々なチャレンジに向かっていくその時に、この本がそっと背中を押す力になるのであれば、本当にうれしく思います。

　最後に、本書を出版するにあたり実に多くの方がお力を注いでくださいました。企画からすべてのプロセスで、私たちを導いてくださったクリエイツかもがわの田島英二様、素晴らしいデザインや企画をご提案いただいた菅田亮様、企画当初から伴走いただき、多くの示唆をいただいた糸山智栄様、無理なスケジュールにもかかわらず精力的に執筆に携わってくださったすべての行政、企業、大学などの関係者のみなさま、そして、創業から現在までで大きなリスクをともに負いながらも、いつも暖かく私たちを支えてくれた家族に心からの感謝を伝えたいと思います。

　この本はまさにあなたたちと「ともに創った」一冊となりました。

　2023年11月

著者を代表して
元廣　惇

■ 著者プロフィール

元廣　惇（もとひろ　あつし）

1987年島根県生まれ。作業療法士免許を取得後、複数の医療機関で臨床業務を経験する。全国最年少30歳で作業療法士養成校学科長に就任したのち、株式会社Canvasを共同創業する。現在は同社の代表取締役、島根大学客員研究員、国内外の複数大学の非常勤講師、様々な機関の理事、学術誌および学会の査読委員などを兼任している。また、コンサルタントとして全国の会社、学校法人、個人など複数の顧客にかかわっている。

主な受賞歴として「Tokyo Design Week Award 2016」など。近著に『セラピストのキャリアデザイン』（三輪書店）。学術論文、学会発表、講演、メディア掲載多数。博士（医学）、認定作業療法士、国家資格キャリアコンサルタント。趣味は旅行、3児の父。

藤井寛幸（ふじい　ひろゆき）

1988年島根県生まれ。作業療法士免許を取得後、回復期リハビリテーション病院で5年間臨床業務を経験。暮らしに寄り添ったリハビリテーションの可能性を広げるため、リハ部門開設の責任者として一般企業に入職する。自治体と連携し、予防医療に特化したプロジェクトを多数展開し、2018年には地域自主組織、作業療法士養成校と連携し、「地域のつながり」を活かした日本初の地域課題解決型授業を手がけ、後進の育成にも力を入れている。2021年より2年間、島根リハビリテーション専門職協議会の会長を務め、地域全体の専門性の質向上に貢献する。現在は株式会社Canvasの代表取締役として、様々な業態の企業にて健康経営支援を展開している。しじみ漁師、3児の父。

株式会社Canvas　https://www.canvas.co.jp/

働く人と「ともに創る」作業療法

2023年11月30日　初版発行

編　著 ● ⓒ元廣　惇　Atsushi Motohiro
　　　　藤井寛幸　Hiroyuki Fujii

発行者 ● 田島英二
発行所 ● 株式会社 クリエイツかもがわ
　　　　〒 601-8382　京都市南区吉祥院石原上川原町 21
　　　　電話 075(661)5741　FAX 075(693)6605
　　　　https://www.creates-k.co.jp　info@creates-k.co.jp
　　　　郵便振替　00990-7-150584

装丁・デザイン ● 菅田　亮
印刷所 ● モリモト印刷株式会社
ISBN978-4-86342-361-9　C0036　　　　　　　　　printed in japan

子どもと作業中心の実践 OCP 作業療法ガイドブック
シルビア・ロジャー、アン・ケネディ・バー／編　塩津裕康・三浦正樹／監訳・訳

子どもと OCP の教育・実践をサポートする 唯一の作業療法テキスト─最新の作業療法理論と研究に根ざした、エビデンスに基づく作業療法実践をガイド。子どもや家族の人生に貢献したいと願う全ての作業療法士・作業療法を学ぶ人に必読の書！

4950円

子どもと作戦会議 CO-OP アプローチ™入門
塩津裕康／著

3刷

子どもの「したい！」からはじめよう──CO-OP（コアップ）とは、自分で目標を選び、解決法を発見し、スキル習得を実現する、子どもを中心とした問題解決アプローチ。子どもにとって大切なことを、子どもの世界で実現できるような取り組みで、「できた」をかなえる。

2420円

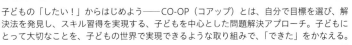

運動の不器用さがある子どもへのアプローチ
作業療法士が考えるDCD（発達性協調運動症）
東恩納拓也／著

2刷

運動の苦手な子どもたちがもっと楽しく生活できるように。運動の不器用さがあることは、障害や問題ではありません。DCD（発達性協調運動症）の基本的な知識から不器用さの捉え方、アプローチの流れとポイント、個別と集団の実践事例。

2200円

こどもと家族が人生を描く発達の地図
山口清明・北島静香・特定非営利活動法人はびりす／著

理想的な家族像にとらわれた家族の悩みはつきない。多くの発達相談を受けてきた作業療法士がつくりあげた『発達の地図』。3つの道具と9つの質問で自分と対話し、1枚の「地図」を描くだけで、こどもと家族の未来は希望に輝く！

2970円

凸凹子どもがメキメキ伸びるついでプログラム
井川典克／監修　鹿野昭幸、野口翔／編著

「ついで」と運動プログラムを融合した、どんなズボラさんでも成功する、家で保育園で簡単にできる習慣化メソッド！　児童精神科医×作業療法士×理学療法士がタッグを組んだ生活習慣プログラム32例

1980円

みんなでつなぐ読み書き支援プログラム
フローチャートで分析、子どもに応じたオーダーメイドの支援
井川典克／監修　高畑脩平、奥津光佳、萩原広道／編著

6刷

くり返し学習、点つなぎ、なぞり書きでいいの？　一人ひとりの支援とは？　読み書きの難しさをアセスメントし、子どもの強みを活かすオーダーメイドのプログラム。教育現場での学習支援を想定、理論を体系化、支援・指導につながる工夫が満載。

2420円

いちばんはじまりの本　赤ちゃんをむかえる前から読む発達のレシピ
井川典克／監修　大村祥恵、町村純子、特定非営利活動法人はびりす／編著

助産師・保健師・作業療法士・理学療法士・言語聴覚士・保育士・医師・市長・市議会議員・家族の立場、みんなで描く"こどもがまんなかの子育て"。胎児期から学童期までのよくある相談を見開きQ&Aで紹介！

2200円

子ども理解からはじめる感覚統合遊び
保育者と作業療法士のコラボレーション

加藤寿宏／監修　高畑脩平・萩原広道・田中佳子・大久保めぐみ／編著

8刷

保育者と作業療法士がコラボして、保育・教育現場で見られる子どもの気になる行動を、感覚統合のトラブルの視点から10タイプに分類。その行動の理由を理解、支援の方向性を考え、集団遊びや設定を紹介。

1980円

乳幼児期の感覚統合遊び
保育士と作業療法士のコラボレーション

加藤寿宏／監修　高畑脩平・田中佳子・大久保めぐみ／編著

9刷

「ボール遊び禁止」「木登り禁止」など遊び環境の変化で、年齢別の身体を使った遊びの機会が少なくなったなか、保育士と作業療法士の感覚統合遊びで、子どもたちに育んでほしい力をつける。

1760円

学童期の感覚統合遊び　学童保育と作業療法士のコラボレーション

太田篤志／監修　森川芳彦×角野いずみ・豊島真弓×鍋倉功・松村エリ×山本隆／編著

画期的な学童保育指導員と作業療法士のコラボ！
指導員が2ページ見開きで普段の遊びを紹介×作業療法士が2ページ見開きで感覚統合の視点で分析。子どもたちに育んでほしい力をつける！

2200円

「学童保育×作業療法」コンサルテーション入門
地域に出よう！　作業療法士

小林隆司／監修　八重樫貴之・佐藤葉子・糸山智栄／編著

子どもの特性、環境、友だち、支援者の関わりをコンサル20事例で学ぶ。
子ども理解と放課後の生活、作業療法コンサル理論入門と実際。これであなたも地域で活躍できる！

2420円

エンジョイ！ ファシリテーション・ボール・メソッド
発達を支援するからだの学習

FBM研究会／編

動きがぎこちない、座った姿勢が崩れやすい、運動が苦手といった発達に課題のある子どもたちに、FBの自在性・弾力性を活かして、心身のリラクセーションとバランスや姿勢保持などの運動機能向上をはかる。QRコードから動きを「動画コーナー」でチェックできる。

2200円

実践！ ムーブメント教育・療法
楽しく動いて、からだ・あたま・こころを育てる

小林芳文／監修　阿部美穂子／編著　NPO法人日本ムーブメント教育・療法協会／著

インクルーシブな活動として、保育・教育、特別支援、障害者・高齢者福祉で取り入れられ活用！ 楽しく体を動かして、主体的に環境にかかわり、感覚・知覚・精神運動の力を育み、自己有能感と生きる喜びを獲得する。

2200円

| あたし研究 | 自閉症スペクトラム〜小道モコの場合 | 1980円 |
| あたし研究2 | 自閉症スペクトラム〜小道モコの場合 | 2200円 |

小道モコ／文・絵

自閉症スペクトラムの当事者が「ありのままにその人らしく生きられる」社会を願って語りだす—知れば知るほど私の世界はおもしろいし、理解と工夫ヒトツでのびのびと自分らしく歩いていける！

18刷　**8刷**

ごちゃまぜで社会は変えられる　地域づくりとビジネスの話
一般社団法人えんがお代表 濱野将行／著

作業療法士が全世代が活躍するごちゃまぜのまちをビジネスにしていく物語。
地域サロン、コワーキングスペース、シェアハウス、地域食堂、グループホーム。 徒歩
2分圏内に6軒の空き家を活用して挑んだ、全世代が活躍する街をビジネスで作る話。
1980円

私が私として、私らしく生きる、暮らす
知的・精神障がい者シェアハウス「アイリブとちぎ」　河合明子・日高愛／編著

栃木県のごくごく普通の住宅街にある空き家を活用したシェアハウス。元キャリアコン
サルタントと作業療法士の異色コンビがお金を使わず知恵を使う、誰もが使いやすい環
境整備、対話のある暮らしやポジティブフィードバック……。障害をかかえた彼女・彼
らが主人公で、あたり前に地域で暮らすためのヒントが満載。　　　　　　　2200円

ヤングでは終わらないヤングケアラー
きょうだいヤングケアラーのライフステージと葛藤　仲田海人・木村諭志／編著

閉じられそうな未来を拓く──ヤングケアラー経験者で作業療法士、看護師になった立
場から作業療法や環境調整、メンタルヘルスの視点、看護や精神分析、家族支援の視点
を踏まえつつ、ヤングケアラーの現状とこれからについて分析・支援方策を提言。2200円

子ども・若者ケアラーの声からはじまる　ヤングケアラー支援の課題
斎藤真緒・濱島淑恵・松本理沙・公益財団法人京都市ユースサービス協会／編

事例検討会で明らかになった当事者の声。子ども・若者ケアラーによる生きた経験の多
様性、その価値と困難とは何か。必要な情報やサポートを確実に得られる社会への転換
を、現状と課題、実態調査から研究者、支援者らとともに考察する。

2200円

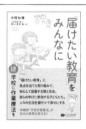

「届けたい教育を」みんなに　続・学校に作業療法を
仲間知穂・こどもセンターゆいまわる／編著

「届けたい教育」に焦点を当てた取り組みで、安心して協働する親と先生、
自らの学びに参加する子どもたち。人々の生活を健やかで幸せにする。─沖
縄発「学校作業療法」が日本の教育を変える！
子どもや教員が感じる問題、願いを形にする「学校作業療法」実践とは、①
社会につながる教育の実現。②教員一人が抱え込まない学級づくり。③教員
が健康であることを実現する！　　　　　　　　　　　　　　　　3080円

CONTENTS

学校に作業療法を
「届けたい教育」でつなぐ学校・家庭・地域
仲間知穂・こども相談支援センターゆいまわる／編著

作業療法士・先生・保護者がチームで「子どもに届けたい教育」を話し合い、協働
することで、子どもたちが元気になり、教室、学校が変わる。　　　　2420円

発達障害児者の"働く"を支える　保護者・専門家によるライフ・キャリア支援
松為信雄／監修　宇野京子／編著

ウェルビーイングな「生き方」って？　生きづらさを抱える人たちが、よりよい人生を歩むための「働く」を考える。「見通し」をもって、ライフキャリアを描けるように、ジョブコーチやキャリアカウンセラー、研究者や教員、作業療法士、保護者・当事者などさまざまな立場の執筆陣が、事例や経験、生き方や想いを具体的に記す。　　　　　　　　　2420円

発達障害者の就労支援ハンドブック　　　　　　　　　　　付録DVD
ゲイル・ホーキンズ／著　森由美子／監訳

長年の就労支援を通じて92％の成功を収めている経験と実績の支援マニュアル！　就労支援関係者の必読、必携ハンドブック！「指導のための4つの柱」にもとづき、「就労の道具箱10」で学び、大きなイメージ評価と具体的な方法で就労に結びつける！　　　3520円

当事者主動サービスで学ぶピアサポート
飯野雄治・ピアスタッフネットワーク／訳・編

アメリカ合衆国の厚生労働省・精神障害部局（SAMHA）が作成したプログラムを日本の制度や現状に沿うよう加筆・編集。6つの領域で学ぶピアサポートプログラムのバイブル。障害福祉サービス、当時社会や家族会をはじめとした、支える活動すべての運営に活用できる。　　　　　　　　　　　　　　　　　　　　　　　　　　　3300円

特別支援教育は幸福を追求するか
学習指導要領、資質・能力論の検討
三木裕和／著

OECDが進める国際的な学習到達度調査PISAから眺める学力、特別支援学校学習指導要領改訂が求めるもの、そして、実践からみえる若者の感覚とこれからを歩む権利。教育現場が必要とする知見をわかりやすく、鋭く問う。　　　　　　　　　　1870円

ユーモア的即興から生まれる表現の創発　　　　　　　付録DVD
発達障害・新喜劇・ノリツッコミ
赤木和重／編著

ユーモアにつつまれた即興活動のなかで、障害のある子どもたちは、新しい自分に出会い、発達していきます。「新喜劇」や「ノリツッコミ」など特別支援教育とは一見関係なさそうな活動を通して、特別支援教育の未来を楽しく考える1冊。　　　　　2640円

キミヤーズの教材・教具　知的好奇心を引き出す　付録DVD 5刷
村上公也・赤木和重／編著

子どもたちの知的好奇心を引き出し、教えたがりという教師魂を刺激する、そして研究者がその魅力と教育的な本質を分析・解説。仲間の教師や保護者 が、授業で実際に使った経験・感想レビューが30本。　　　　　　　　　　　　　3080円

特別支援教育簡単手作り教材BOOK　　　　　　　　　　　　　10刷
ちょっとしたアイデアで子どもがキラリ☆
東濃特別支援学校研究会／編著

授業・学校生活の中から生まれた教材だから、わかりやすい！すぐ使える！「うまくできなくて困ったな」「楽しく勉強したい」という子どもの思いをうけとめ、「こんな教材があるといいな」を形にした手作り教材集。　　　　　　　　　　　　　　1650円